2018 개정판

해부·병태생리로 이해하는

SN 성인간호학

STEPS TO ADULT HEALTHY NURSING

의학 편저 연세대학교 의과대학 교수 홍 천 수   간호 감수 서울성모병원 간호부장 최 경 옥

7 Immunology · Allergy 면역 · 알레르기

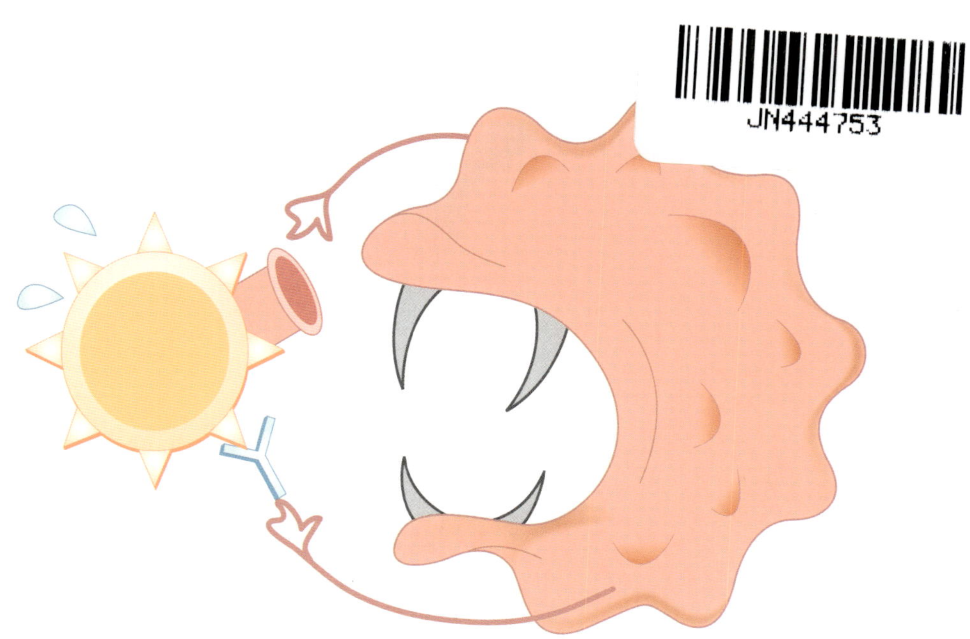

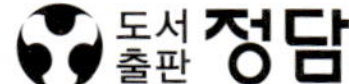

해부·병태생리로 이해하는

SN 성인간호학 7 면역·알레르기

1판 발행 / 2009년 9월 9일
2판 발행 / 2018년 1월 30일

발행인 김정찬
편집기획 손지현
편집디자인 최민수

발행처 도서출판 정담
주소 서울특별시 송파구 송이로17길 50-27
(가락동 13-10) 2층
전화 02-443-2791
팩스 02-430-7370
홈페이지 www.jdb.co.kr
등록 제 22-135호

정가 10,000원
ISBN 978-89-8085-842-2
978-89-8085-835-4(set)

의학편저자 머리글

의학이라는 험산준령에서도 그 본령을 이루는 것이 내과학이라고 할 수 있다.

내과학은 거대한 퍼즐이다. 양적으로나 내용적으로도 결코 만만치 않은 분야이다. 여러분들이 그동안 배워온 해부학, 조직학, 생리학, 생화학, 약리학, 병리학 등의 각종 기초학 지식들을 머릿속에서 퍼즐처럼 맞추어 임상현장에서 적용하기 위해서는 암기보다 질환에 대한 이해가 우선시되어야 한다.

결국 임상현장에서의 적용은 단순한 암기만으로 도달할 수 있는 경지가 아니다. 인체와 질병에 대한 기초의학에서 배웠던 모든 지식을 임상적인 지식에 접목시키고 그것을 다시 환자에 적용시킬 수 있는 수준으로 끌어올리기 위해서는 질병을 종합적으로 이해해야만 한다.

의과대학 본과생들 가운데는 참고서의 모든 것을 달달 외우려 했던 학생들도 더러 있었다. 그러나 아무리 기억력이 우수하다고 해도 암기만으로는 모든 내용을 기억할 수도 없으며, 아무런 연관성도 없는 의학용어의 나열만 암기한다고 해서 그 노력만큼 성적이 따라주지도 않았다.

이렇게 된 가장 큰 원인은 그들이 기초의학을 제대로 이해하지 못하였고 이를 임상의학과도 융합시키지 못했기 때문이다. 정상적인 인체의 구조, 생리, 병리에 대해서 잘 알지 못하면 각종 질환이 어떻게 초래되는지도 이해하기 힘들기 때문에 결국에는 책 속의 모든 내용을 외우려고 하는 악순환에 빠져버리는 것이다.

그렇다면 어떻게 해야 할까?

현실적으로 학교에서 임상의학을 공부하면서 다시 기초의학을 처음부터 공부한다는 것은 너무 어려운 일이다. 그렇기 때문에 기본으로 돌아가 그동안 공부했던 기초의학인 해부생리와 병태생리를 질환과 연계하여 다시 정리할 수 있도록 공부해야 한다.

이 책은 그동안 공부해왔던 인체의 해부학, 조직학, 생리학, 병리학 등의 각종 지식들을 리뷰할 수 있도록 간결하면서도 꼼꼼하게 서술하고 있다.

인체의 어떤 부위에서 어떠한 원인과 기전에 의해 질환이 발생하는지 이해하기 쉽도록, 또한 다양한 질환의 진단·증상·검사·치료 등에 대한 각각의 핵심내용을 명확하게 파악할 수 있도록 그림과 사진을 적절하게 활용하여 요점을 간결하게 서술하였다.

그렇기 때문에 이 책으로 공부하면 질환에 따른 병태생리와 증상, 치료 및 간호 모든 부분이 저절로 퍼즐이 맞춰지듯이 이해될 것이며, 따라서 자연스레 암기할 내용도 확연히 줄어들 것이다. 그리고 당연히 임상실습과 국시에도 반드시 필요한 지침서가 될 것이다.

2018년 편저자 일동

간호감수자 머리글

병원간호사회는 미래의 간호사인 학생들의 학습에 도움을 주기 위하여 정담 출판사에서 요청한 <성인간호학>의 간호관리와 포인트 리뷰 부분을 감수하기로 결정하였다. 감수과정에서 간호 파트 내용의 오류를 정정하였고 또한 간호 과정에서 누락된 핵심내용을 보충하여 감수하였다.

간호 과정(Nursing Process)의 목적은 환자의 질병을 올바르게 이해하고 질병의 치유 및 회복 과정에 따라 환자의 신체적·정신적·사회적 문제를 해결하는 과정에 초점을 맞추는 것이다.

학생들이 교재를 통해 학습된 간호 과정을 임상 현장에서 실제로 어떻게 적용하면 좋을지 판단하는 것은 매우 어려운 일이다. 이 교재에서는 학생들이 체계적으로 간호과정을 적용하기 위하여 간호 과정의 흐름을 한눈에 파악할 수 있도록 간호문제, 간호진단, 간호목표, 간호수행 항목을 일목요연하게 정리하여 실었다.

또한 포인트 리뷰의 '셀프 복습문제'를 통해 스스로 리뷰할 수 있도록 하였고, 이 리뷰가 끝난 뒤 '핵심 정리 문제'를 풀면서 향후 국시를 위한 확실한 길라잡이가 될 수 있도록 하였다. 뿐만 아니라 임상실습에서도 학생들은 환자 개개인의 간호문제에 따른 간호과정을 쉽게 적용할 수 있게 되어 학습효과를 더욱 실감할 수 있을 것이다.

이 교재가 성인간호학의 주요 참고도서로 폭넓게 사용할 수 있을 것으로 생각하며 감수 글을 마감한다.

2018년 감수자 일동

편저·감수 명단 (가나다순)

의학편저

김 세 규
연세대학교 의과대학 호흡기내과

김 준 명
연세대학교 의과대학 감염내과

문 영 명
연세대학교 의과대학 소화기내과

이 꽃 실
관동대학교 의과대학 감염내과

이 수 곤
연세대학교 의과대학 결합조직내과

정 남 식
연세대학교 의과대학 심장내과

고 윤 웅
연세대학교 의과대학 혈액내과

차 봉 수
연세대학교 의과대학 내분비내과

최 규 헌
연세대학교 의과대학 신장내과

최 일 생
연세대학교 의과대학 신경내과

홍 천 수
연세대학교 의과대학 면역·알레르기내과

간호감수

김 연 희
서울아산병원 간호부원장

박 희 라
경희대병원 간호팀장

오 경 환
세브란스병원 간호수석부장

이 명 해
경희대병원 간호본부장

이 순 행
서울아산병원 간호팀장

이 창 숙
단국대병원 UM

장 창 섭
서울대병원 수간호사

조 문 숙
분당서울대병원

최 경 옥
서울성모병원 간호부장

일러두기

공부를 시작하기 전에 우선 이 책이 어떤 방식으로 구성되어 있는지 알아보도록 하자.

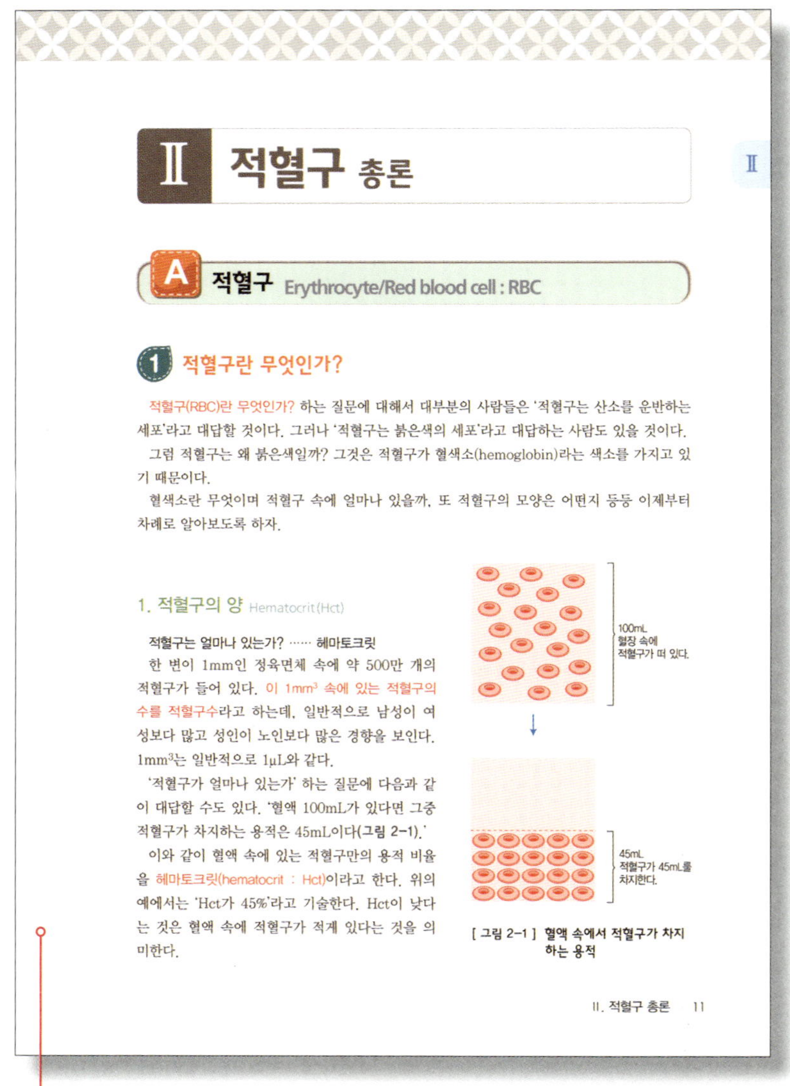

Ⅱ 적혈구 총론

A 적혈구 Erythrocyte/Red blood cell : RBC

1 적혈구란 무엇인가?

적혈구(RBC)란 무엇인가? 하는 질문에 대해서 대부분의 사람들은 '적혈구는 산소를 운반하는 세포'라고 대답할 것이다. 그러나 '적혈구는 붉은색의 세포'라고 대답하는 사람도 있을 것이다.

그럼 적혈구는 왜 붉은색일까? 그것은 적혈구가 혈색소(hemoglobin)라는 색소를 가지고 있기 때문이다.

혈색소란 무엇이며 적혈구 속에 얼마나 있을까, 또 적혈구의 모양은 어떤지 등등 이제부터 차례로 알아보도록 하자.

1. 적혈구의 양 Hematocrit(Hct)

적혈구는 얼마나 있는가? …… 헤마토크릿

한 변이 1mm인 정육면체 속에 약 500만 개의 적혈구가 들어 있다. 이 $1mm^3$ 속에 있는 적혈구의 수를 적혈구수라고 하는데, 일반적으로 남성이 여성보다 많고 성인이 노인보다 많은 경향을 보인다. $1mm^3$는 일반적으로 1μL와 같다.

'적혈구가 얼마나 있는가' 하는 질문에 다음과 같이 대답할 수도 있다. '혈액 100mL가 있다면 그중 적혈구가 차지하는 용적은 45mL이다(그림 2-1).'

이와 같이 혈액 속에 있는 적혈구만의 용적 비율을 헤마토크릿(hematocrit : Hct)이라고 한다. 위의 예에서는 'Hct가 45%'라고 기술한다. Hct이 낮다는 것은 혈액 속에 적혈구가 적게 있다는 것을 의미한다.

[그림 2-1] 혈액 속에서 적혈구가 차지하는 용적

Ⅱ. 적혈구 총론 11

총론

각론에서 질환을 배우기 전에 그동안 기초학에서 공부했던 해부, 생리, 병리를 리뷰할 수 있도록 그림과 함께 간결하게 서술하였다. 이를 통해 각 질환의 이해가 더욱 빨라질 수 있다.

각론

총론의 해부, 생리, 병리를 토대로 각 질환의 병태생리에 대해 자세히 설명하고 있다. 질환에 대한 이해를 돕기 위해 그림과 표를 추가하여 쉽고 자세하게 설명함으로써 더욱 이해하기 쉽도록 하였다.

B 빈혈의 형태적 분류

1 철결핍빈혈 Iron deficiency anemia : IDA

소적혈구성저색소성빈혈의 대표적인 IDA는 임상에서 가장 많이 접하는 빈혈이다.

1. 철결핍의 원인

IDA의 2가지 중요한 원인은 ①체내에 들어오는 철이 감소하거나 또는 ②체내에서 밖으로 나가는 철이 증가하는 것이다. 또 정상적으로 일정량이 흡수되고 있어도 체내에서 수요가 증가하는 경우에는 상대적으로 철부족 상태가 되어 버린다. 좀 더 구체적으로 체내의 철이 결핍되는 원인을 살펴보자(표 3-2).

① 철의 섭취부족	
• 과도한 다이어트	• 위, 소장 절제
• 무산증(anacidity)	• 소화불량증후군
② 철의 수요증가	
• 성장기	• 임신
③ 철의 배설증가	
• 생리과다	• 위장관의 출혈(암이나 궤양)
• 구충병(hookworm disease)	

[표 3-2] 철결핍의 원인

1) 몸에 들어오는 철이 감소하는 경우

급격한 다이어트 등으로 인해 철의 섭취량이 감소하는 경우를 생각해 볼 수 있다. 그러나 철의 섭취량이 정상이었다고 하더라도 철의 흡수에 문제가 있어 철이 부족해지는 경우가 있다. 예를 들면, 수술로 위를 절제한 경우와 소장을 절제한 경우이다.

- 위가 없다.
  - → 위산이 없다.
  - → Fe^{3+}를 유리형으로 바꿀 수 없다.
  - → 철을 환원할 수 없다.
  - → 흡수할 수 없다.
    (특히 전체위절제술(total gastrectomy) 후에 발생한다. 위부분절제술(subtotal gast-rectomy)에서는 잘 발생하지 않는다)
- 소장을 너무 많이 잘라냈다.
  - → 철은 소장(십이지장~공장 상부)에서 흡수되기 때문에 흡수가 불가능해진다.

2) 철의 수요증가

성장기에는 골격근이 빠르게 발달함에 따라, 근육내의 미오글로빈(myoglobin)도 증가한다.

22 적혈구

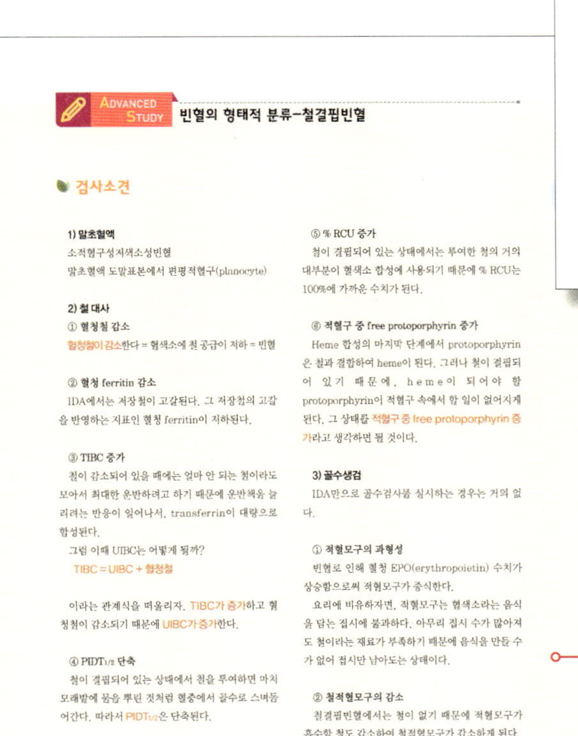

ADVANCED STUDY 빈혈의 형태적 분류-철결핍빈혈

검사소견

1) 말초혈액

소적혈구성저색소성빈혈

말초혈액 도말표본에서 편평적혈구(planocyte)

2) 철 대사

① 혈청철 감소

혈청철이 감소한다 = 혈색소에 철 공급이 저하 = 빈혈

② 혈청 ferritin 감소

IDA에서는 저장철이 고갈된다. 그 저장철의 고갈을 반영하는 지표인 혈청 ferritin이 저하된다.

③ TIBC 증가

철이 감소되어 있을 때에는 얼마 안 되는 철이라도 모아서 최대한 운반하려고 하기 때문에 운반책을 늘리려는 반응이 일어나서, transferrin이 대량으로 합성된다.

그럼 이때 UIBC는 어떻게 될까?

TIBC = UIBC + 혈청철

이라는 관계식을 떠올리자. TIBC가 증가하고 혈청철이 감소되기 때문에 UIBC가 증가한다.

④ $PIDT_{1/2}$ 단축

철이 결핍되어 있는 상태에서 철을 투여하면 마치 모래밭에 물을 뿌린 것처럼 혈중에서 골수로 스며들어간다. 따라서 $PIDT_{1/2}$은 단축된다.

⑤ % RCU 증가

철이 결핍되어 있는 상태에서는 투여한 철의 거의 대부분이 혈색소 합성에 사용되기 때문에 % RCU는 100%에 가까운 수치가 된다.

⑥ 적혈구 중 free protoporphyrin 증가

Heme 합성의 마지막 단계에서 protoporphyrin은 철과 결합하여 heme이 된다. 그러나 철이 결핍되어 있기 때문에, heme이 되어야 할 protoporphyrin이 적혈구 속에서 할 일이 없어지게 된다. 그 상태를 적혈구 중 free protoporphyrin 증가라고 생각하면 될 것이다.

3) 골수생검

IDA만으로 골수검사를 실시하는 경우는 거의 없다.

① 적혈모구의 과형성

빈혈로 인해 혈청 EPO(erythropoietin) 수치가 상승함으로써 적혈모구가 증식한다.

요리에 비유하자면, 적혈모구는 혈색소라는 음식을 담는 접시에 불과하다. 아무리 접시 수가 많아져도 철이라는 재료가 부족하기 때문에 음식을 만들 수가 없어 접시만 남아도는 상태이다.

② 철적혈모구의 감소

철결핍빈혈에서는 철이 없기 때문에 적혈모구가 흡수할 철도 감소하여 철적혈모구가 감소하게 된다.

Ⅲ. 적혈구 각론 25

Advanced Study

질환에 대한 기본적인 설명 이외에도 전문 간호사로서의 깊은 지식을 쌓을 수 있는 Advanced study 코너를 만들었다. 이를 통해 질환별 병태생리와 검사 및 치료법에 대해 더욱 깊게 알 수 있는 심화내용을 보충하였다.

플러스 코너와 Tip

총론 및 각론의 본문 내용과 연계되면서도 흥미롭게 읽을 수 있는 배경지식들을 선별하여 별도로 편집하였다.

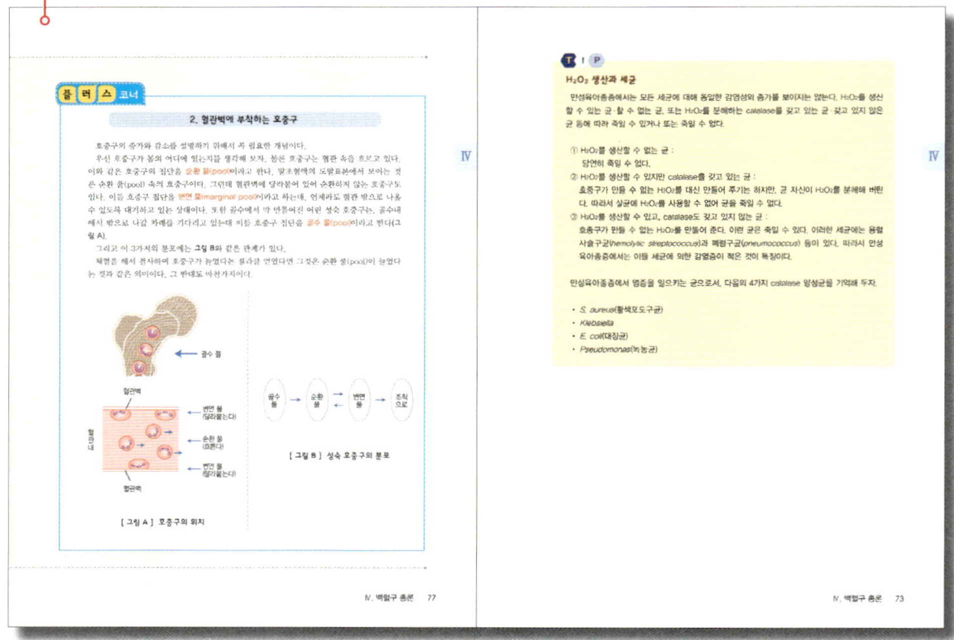

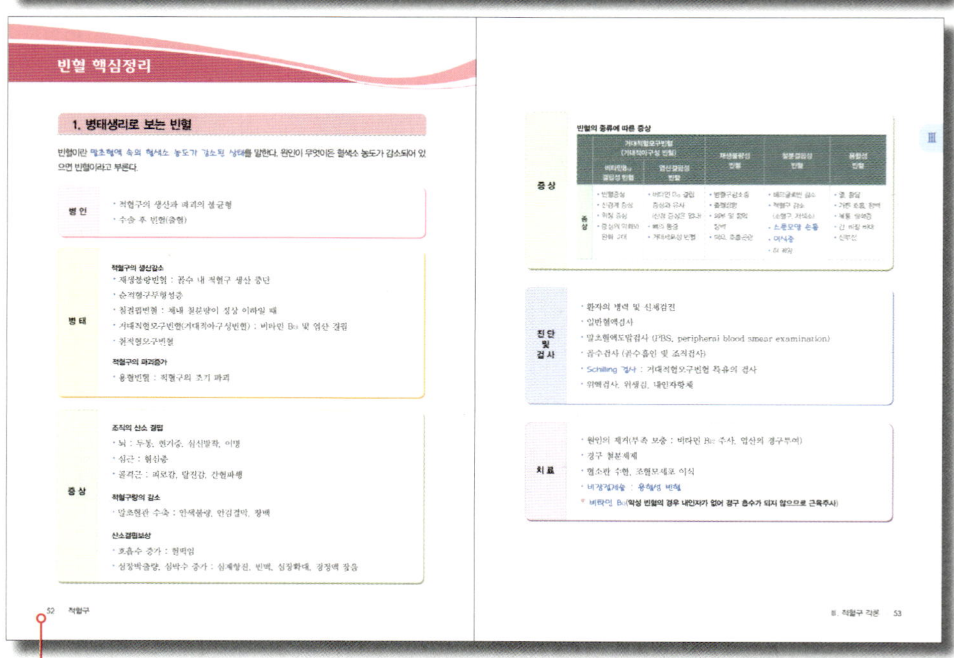

질환별 핵심정리

앞서 공부했던 질환의 핵심내용을 정리하여 한눈에 살펴볼 수 있도록 간결하게 서술하였다.

차례 면역·알레르기

면역

알레르기

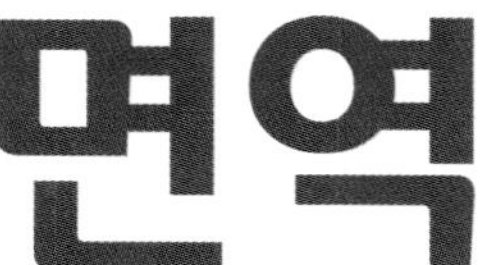

I. 면역학

II. 면역결핍

I 면역학 Immunology

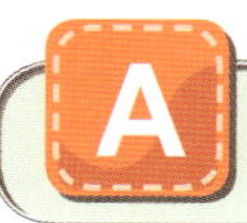

A 여러 가지 면역현상

우리들은 여러 가지 면역현상에 둘러싸여 있다. 우선 가까운 주위에서 일어나는 면역현상에 대해서 살펴보도록 하자.

예방접종

예방접종은 어린 시절의 큰 행사였다. 지금은 인플루엔자 접종이 의무가 아니지만 어린 시절, 해마다 초등학교에서 주사를 맞고 아파했던 기억은 이제는 그리운 추억이 되었다.

꽃가루 알레르기

초봄이 되면 도처에서 마스크를 쓴 사람을 볼 수 있다. 비염이나 눈물 때문에 고생을 한다.

음식 알레르기

우유, 등푸른생선, 계란 등에 알레르기를 일으키는 사람들이 있다. 학교 급식에서 알레르기를 호소하는 어린이는 거의 없는 데 비해, 병원 식사에서 알레르기를 호소하는 사람들은 너무도 많다는 사실에 놀란다.

이러한 것들은 일반인도 잘 알고 있는 사실이다. 그러면, 의학도로서 알고 있는 주변의 면역현상, 면역에 관계되는 말에는 어떠한 것들이 있는지 살펴보자.

- 감염증(infection)
- 장기이식(신장, 각막, 간, 골수 등)
- 면역억제제(immunosuppressant)
- 자가면역 질환(결합조직 질환, 알레르기)
- 후천면역결핍 증후군(AIDS)

열거하자면 끝이 없지만 여기에서 말하고 싶은 것은, 「면역현상은 우리 주변에 얼마든지 있으며, 병원 안에서도 주의 깊게 관찰하면 면역현상과 관련되는 병태, 질환이 많다는 것을 알 수 있다」는 것이다.

이 기회에 면역학을 확실하게 공부하기 바란다.

우선, 면역현상을 담당하고 있는 것은 무엇이며 그 기전은 어떻게 이루어져 있는지 살펴보도록 하자.

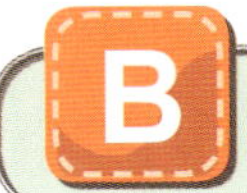

B 면역의 정의

면역(immunity, 免疫)이라는 말의 뜻은 역(疫)을 면한다는 것이다. 역이란 유행병을 말하는 것으로, 우리가 흔히 알고 있는 유행병에는 유행성 이하선염(볼거리) · 수두 · 홍역 · 풍진 등이 있다. 이것은 어린 시절에 많이 걸리는 질환이지만, 예를 들어 소아기에 앓았던 풍진(rubella)에 다시 걸리는 일은 없다. 왜냐하면, 풍진에 걸렸을 때 풍진 바이러스에 대한 항체가 형성되어 바이러스가 체내에 재침입하는 것을 막기 때문이다. 만약, 풍진 바이러스가 체내에 다시 들어오면 풍진에 대한 항바이러스항체가 생산되어 바이러스의 증식을 막는다. 이것을 "한번 풍진에 걸렸던 사람은 풍진에 대한 면역이 있다"고 표현하는 것이다. 그럼, 왜 소아기에 풍진에 걸리는가? 그것은 풍진 바이러스에 대한 면역이 없기 때문이다.

많은 세포의 집합체인 생체에는, 외계로부터 바이러스 · 세균 · 진균 · 기생충 등의 미생물이 침입해온다. 이때 이들 미생물의 침입으로부터 생체를 지키기 위해 필요한 시스템이 면역이다. 또한 외계로부터 침입하는 이물질뿐만 아니라, 자신의 체내에서 발생하는 종양세포(암 등)를 억제하는 데에도 면역체계는 한몫을 하고 있다.

면역계의 주요 역할을 정리하면 다음과 같다.

① 자기를 인식하는 동시에 자기(self)와 비자기(non-self)를 식별한다.
② 항원과 특이적(specific)으로 반응하는 항체를 생산한다.
③ 자기와 다른 동종세포, 바이러스 감염세포, 종양세포를 특이적으로 공격한다(요컨대, 죽인다).
④ cytokine을 통해서 대식세포나 그 밖의 세포에 작용하여 효과적으로 생체를 방어한다.
⑤ 특이적 기억(memory)을 보존하여 다음에 같은 항원을 만나면 신속하게 면역반응을 일으킨다.

1 생체의 다양한 면역반응

면역반응은 이물질, 병원체, 다른 개체의 세포 등 외래 물질이나 이상세포 또는 노폐조직 등 자기 유래의 물질을 제거함으로써 생체의 항상성 유지에 도움을 주고 있다. 그러나 면역기능이 정상적으로 기능하지 않는 경우에는 감염성 증가 · 알레르기 · 자가면역질환 · 악성 종양 등 생체에 불리한 반응이 일어난다(**표 1-1**).

	외부 물질에 대한 면역		자기유래 물질에 대한 면역	
정상 반응	· 병원체, 이물질의 제거 · 백신접종에 대한 면역획득 · 거절반응		· 이상세포(종양세포 등) 배제 · 노폐조직의 제거	
비정상 반응	감염성 증가	알레르기	자가면역질환	악성 종양
	· 면역저하·면역결핍에 의해 감염방어능이 저하된다(감염의 반복·중증화·난치화 등).	· 이물질에 대한 면역반응이 과잉되기 때문에 생체에 손상을 준다.	· 정상 세포를 이물질(항원)로 인지해서 자기조직의 장애 등이 일어난다.	· 항종양면역의 저하나 파괴로 인해 악성 종양이 발생하기 쉬워진다.

[표 1-1] 생체의 면역반응

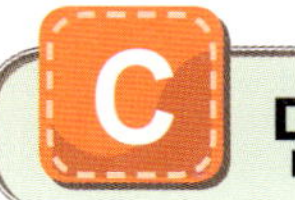

C 면역의 담당자

면역담당자는 크게 나누어 2가지이다. 하나는 세포이고 또 하나는 세포가 만들어 내는 물질이다(표 1-2). 세포는 백혈구이며, 물질의 주역을 이루는 것은 항체이다.

면역의 개념에는 체액면역(humoral immunity), 세포면역(cellular immunity)이 있는데, 항체가 주역이 되는 면역을 체액면역, 세포가 주역이 되는 면역을 세포면역이라고 한다.

세포	물질
과립구(호중구, 호산구, 호염기구)	항체(antibody)
림프구(lymphocyte)	보체(complement)
대식세포(macrophage)	사이토카인(cytokine)

[표 1-2] 면역 담당자 … 세포와 물질

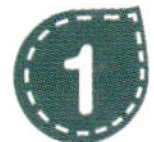

1 면역 담당 세포

면역세포의 기능에는 다음의 5가지가 있다.

- 탐식작용
- 항원제시(antigen presentation, 이물질의 존재를 알림)
- 이물질 인식(self와 non-self의 분별)
- 항체 생산(Ab production)
- 이상세포 살해

하나의 세포에 5가지의 기능이 모두 갖추어져 있는 것이 아니라, 여러 종류의 세포가 전문성을 가지고 작용하고 있다.

표 1-3을 보고 각 세포의 기능을 살펴보자.

	호중구	대식세포	B세포	Helper T세포	Killer T세포
탐식작용	○	◎			
항원제시		○	○		
이물질 인식				○	○
항체생산			○ ←	Help(Th2)	
이상세포 살해	○	○ ←	←	Help(Th1) →	→ ○

[표 1-3] 각 세포의 기능

1. 과립구 Granulocyte

과립구는 세포질 내에 풍부한 과립을 지닌 세포로, 호중구 · 호산구 · 호염기구로 나뉜다(**표 1-4**). 과립구 중에서는 호중구가 가장 많아 말초혈액 중 백혈구의 50~60%를 차지한다. 호중구는 대식세포와 함께 식세포라고 불리며, 세균감염방어의 최전선에서 활약한다.

호중구에는 이물질에 대한 3가지 기능이 있다.

① 화학주성기능 : 모여서 이동한다
② 탐식기능 : 먹는다
③ 살균기능 : 죽인다

호중구 – 일반 세균의 killer

	호중구	호산구	호염기구
작용	· 감염·염증부위로 유주 · 세균(화농균)의 탐식·살균	· 기생충(연충) 방어 · 제형 알레르기(지연형)에 관여	· 염증반응에 관여 · 제형 알레르기 반응에 관여
특징	· 다양한 주화인자의 작용에 의해, 염증병소로 유주해, 세균감염 초기에 비특이적인 방어를 한다.	· 기생충 감염으로 인해 증가하며, 과립 내의 MBP(major basic protein, 주요 염기성 단백) 등으로 그것을 제거한다. · 제형 알레르기반응의 지연반응에 동원되어 만성 알레르기 염증에도 관여한다.	· IgE 등에 대한 수용체를 갖고 있으며, 항원의 결합(가교)에 의해 화학매개체(chemical mediator)를 방출한다. · 감염방어 등에도 관여한다고 추측되지만, 불분명한 점이 많다.

[표 1-4] 과립구의 작용과 특징

2. 단핵구 Monocyte · 대식세포 Macrophage

단핵구는 골수계 세포에서 유래하는 세포로, 혈관 내로부터 조직 내로 이행하여 대식세포나 수지상 세포/나뭇가지세포로 분화한다.

대식세포는 탐식능이 강하고 호중구보다 수명이 길며, 노폐물의 처리나 호중구가 탐식하지 못하는 미생물 등에 대해 방어작용을 한다. 또한 T세포(Th1 세포) 등에 의해 활성화됨으로써, 세포손상 T세포(CTL)와 함께 세포면역에서 중요한 역할을 한다.

대식세포 중에는 미리 생체 내의 각 조직에 분포 · 정착하고 있는 것이 있는데(조직내 대식세포), 각각의 조직에 맞는 기능을 발휘하여 특유한 명칭으로 불린다(표 1-5).

대식세포는 탐식세포라고도 불리는 것처럼 세균이든 쓰레기이든 무엇이든 먹는다. 그러나 대식세포의 좋은 점은 먹기만 하는 것이 아니라 음식찌꺼기를 항원으로서 제시(항원제시 : antigen presentation)하는 것이다(그림 1-1, 표 1-6).

대식세포 ① 무엇이든 먹는다.
② 항원제시도 한다.

중추신경	미세아교세포(microglia)
폐	폐포대식세포 (alveolar macrophage)
간	쿠퍼(Kupffer) 세포
비장	비장수질(red mark) 대식세포
복강내	복강 대식세포
뼈	파골세포/뼈파괴세포(osteoclast)

[표 1-5] 각 조직에서의 대식세포 명칭

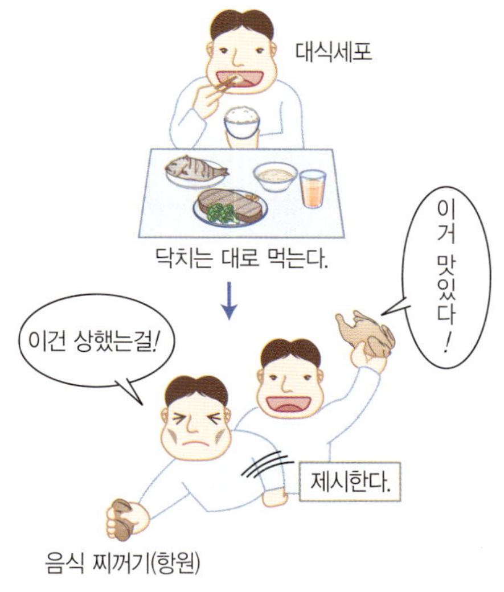

[그림 1-1] 대식세포(macrophage)

	단핵구(말초혈액)	대식세포(조직내)	
		활성화 전	활성화 후
주요 기능	· 대식세포 등으로 분화	· 세균의 탐식·살균 · 이물질·노폐세포의 처리 · 외래성 항원의 제시	· 세포 내 기생균, 원충 등의 살균 · 염증성 사이토카인 생산 · 바이러스의 불활성화 · 항종양작용
특징	· 조직으로 이동해, 대식세포나 수지상세포로 분화한다.	· 식세포로서 이물이나 미생물에 대한 비특이적 방어를 실시한다. 또한 T세포(Th1 세포) 등에 의해 활성화됨으로써, 세포손상 T세포(CTL)와 함께 세포면역에서 중요한 역할을 한다.	

[표 1-6] 단핵구·대식세포의 주요 기능과 특징

3. 비만세포 Mast cell

비만세포는 조직 내에 존재하는 골수계 세포 유래의 세포로서, 염증의 유발과 제Ⅰ형 알레르기에 관여한다. 혈중에 존재하는 호염기구와는 과립내용물이나 기능 등에 관해서 공통점이 있지만, 분화경로는 다르다.

1) 주요 기능

- 염증의 유발
- 제I형 알레르기반응

2) 특징

① 화학매개체(chemical mediator)의 방출로염증을 유발해, 감염방어와 알레르기반응에 관여한다.

② 호염기구와 비슷한 성질이 있어, IgE에 대한 수용체를 가지고 있다. IgE에 대한 항원의 결합이나 보체 등에 의해 활성화된다.

4. 수지상세포/나뭇가지세포 Dendriform cell

수지상세포/나뭇가지세포는 강력한 항원제시능을 가진 세포로, 온몸 조직에 널리 분포되어 있다. 피부(표피)에 존재하는 것은 랑게르한스세포(Langerhans cell)라고 불린다. 다양한 분화경로나 성숙단계를 가진 세포군으로 최근 주목을 받고 있다. 수지상세포는 침입한 이물질의 정보를 T세포에 알리는 감시세포의 역할을 한다.

1) 주요 기능

- 외래성 항원의 제시

2) 특징

조직 내에서 항원을 흡수하여, 소속 림프절로 이동해서 T세포에 항원을 제시한다.

5. 림프구 Lymphocyte

림프구는 기능이나 세포표면 표지자(marker)에 따라 B세포 · T세포 · NK세포로 크게 나뉜다. 또한 T세포는 helper T세포(Th1, Th2)와 세포손상 T세포(CTL) 등으로 나뉘며 획득면역의 중심적 역할을 하고 있는데 특히 helper T세포는 사령관 역할을 하고 있다. 이 밖에 면역반응을 억제하는 조절 T세포(regulatory T세포), 염증반응에 관여하는 Th17 세포 등이 있다(**표 1-7**).

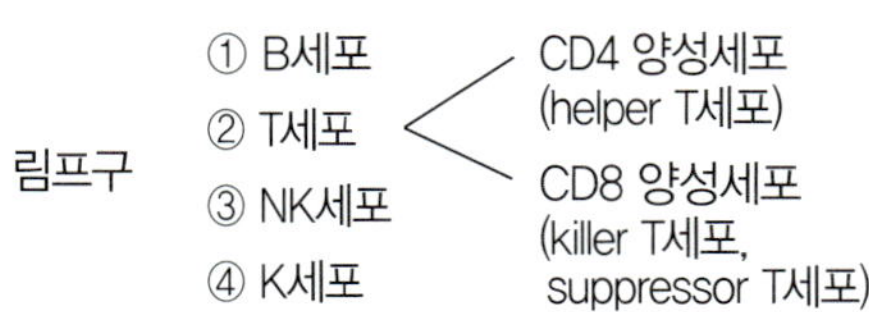

	B세포	T세포			NK세포
		Helper T세포		세포손상 T세포(CTL)	
		Th1	Th2		
주요 기능	· 항체생산 · 외래성 항원의 제시	· CTL, 대식세포의 활성화 [세포면역]	· B세포의 분화와 항체 생산 유도 [체액면역]	· 바이러스 감염세포·종양세포의 파괴(특이적 파괴)	· 바이러스 감염세포·종양세포의 파괴 (초기의 비특이적 파괴)
	· 항원기억 (memory B세포)	· 항원기억(memory T세포)			
특징	· 특이 항원을 인식해, Th2세포의 보조를 받아 형질세포로 분화해 항체를 생산한다.	· 항원제시세포(APC)에 의해 제시된 항원 펩타이드를 특이적으로 인식해, 다른 면역세포에 대해 감독한다.		· 이상세포 표면에 제시된 항원 펩타이드를 특이적으로 인식해 파괴한다.	· 이상세포를 비특이적으로 인식해 파괴한다.

[표 1-7] 림프구의 기능과 특징

1) B세포 B lymphocyte

B세포는 림프구(lymphocyte)의 일종으로서, 성숙하면 형질세포(plasma cell)가 되어 항체를 생산한다. 하나의 B세포가 생산하는 항체는 오직 하나의 항원(antigen)밖에 인식할 수 없다.

B세포의 세포막 표면에는 자신이 만든 항체가 붙어 있어 성게와 같은 모양으로 되어 있다(**그림 1-2**). 표면의 항체에 결합한 물질을 흡수하고 분해하여 항원제시(antigen presentation)를 할 수 있다.

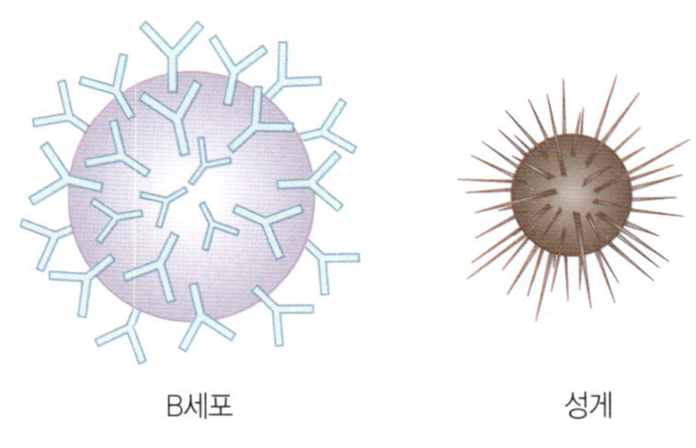

항체가 많이 결합되어 있지만 전부 같은 것이다.

[그림 1-2] B세포

B세포	① 항체가 붙어 있다. ② 탐식, 분해하여 항원을 제시한다. ③ 형질세포로 분화한다.

2) T세포

T세포는 세포막에 존재하는 단백질 종류로서 크게 2가지로 나누어진다. 하나는 CD4라는 단백질을 갖는 CD4 양성 T세포이고, 또 하나는 CD8이라는 단백질을 갖는 CD8 양성 T세포이다.

CD4 양성 T세포는 일명 helper T세포(T cell helper : Th)라고도 불린다. CD8 양성 T세포에는 killer T세포(killer T cell)와 suppressor T세포(suppressor T cell)가 있다.

T세포의 큰 역할은 항원제시 세포(antigen presenting cell : APC)에서 오는 정보를 인식하여, 이물질인지 아닌지를 판단하는 것이다. 이물질이면 제거할 태세를 갖추고, 이물질이 아니면 방치해 둔다. 판단은 T세포에 있는 T세포 수용체(T cell recepter : TCR)가 담당한다.

CD4 양성 T세포도, CD8 양성 T세포도 모두 B세포에서 생산된 항체에 의해 잡힌 항원이라는 범인을 재판하는 재판관이라는 사실에는 변함이 없지만, 다른 점은 판결 후의 행동이다. CD4 양성 T세포는 유죄판결 후(= 비자기라고 판정), 비자기를 제거하도록 다른 면역기능을 돕는(helper T세포라는 명칭의 유래) 것에 비해, CD8 양성 T세포는 유죄 판결 후, 스스로 사형집행인이 되어 비자기를 죽인다(killer T세포라는 명칭의 유래). 또한 CD8 양성 T세포의 다른 작용으로서는, 유죄판결 후에 감형을 요구하는 등의 면역반응을 억제하는 작용도 가지고 있다(suppressor T세포라는 명칭의 유래).

앞에서, "이물질의 존재를 인식"한다고 했지만, 그 내용은 "재판관이 되어 자기와 비자기의 판결을 내린다"는 것이다(그림 1-3).

T세포	자기·비자기 재판의 재판관이다.

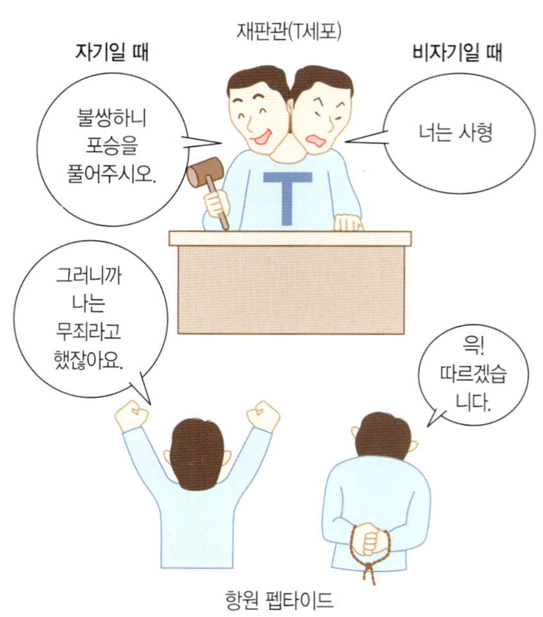

[그림 1-3] T세포

(1) helper T세포

우선, helper T세포가 CD4 양성이었다는 것을 확인하자. 여기에서는 helper T세포가 무엇을 돕는지 이해할 수 있으면 OK이고, AIDS의 병태를 이해할 수 있으면, GOOD이다.

"helper T세포에는 2가지 종류가 있다."

helper T세포에는 2종류가 있으며 각기 돕는 작용도 다르다. 첫 번째는 대식세포의 활성화(macrophage activation)와 killer T세포의 활성화를 돕는 작용이고, 두 번째는 항체 생산을 돕는 작용이다.

첫 번째 작용, 즉 세포면역을 발동시키는 T세포를 Th1이라 하고, 두 번째 작용을 하는, 즉 체액면역을 발동시키는 T세포를 Th2라고 한다.

대부분의 책들은 helper T세포가 항체생산을 돕는 작용, 즉 B세포를 형질세포로 분화시켜 항체생산을 촉진하는 것만 강조하고 있기 때문에 Th1의 존재를 알지 못하고 졸업하는 학생들도 많이 있는 것 같다.

Th1, Th2는 모두 같은 CD4 양성 T세포이다. 그러나 방출하는 사이토카인(cytokine, p.16)이 다르다. 이것이 양자를 구분하는 이유이다(얻는 효과가 다르기 때문). Th1이 방출하는 사이토카인은 interleukin-2(IL-2), interferon-γ(IFN-γ) 등이고, Th2가 방출하는 사이토카인은 interleukin-4, 5, 6(IL-4, 5, 6) 등이다.

① Th1

앞에서 말했듯이, Th1은 IL-2와 IFN-γ을 방출한다. **표 1-8**(p.17)을 보면 IL-2는 killer T세포의 활성화, IFN-γ는 대식세포의 활성화 작용을 한다(표에는 'T세포의 활성화'라고 쓰여 있는데, 그 중에서도 killer T세포의 작용이 중요하다).

Th1 대식세포,
Killer T세포의 활성화를 돕는다.

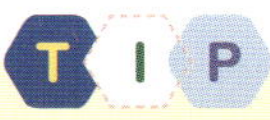

자기 Self와 비자기 Non-self

면역학에서는 자기와 비자기라는 말을 흔히 사용한다. 이물질은 비자기에 해당된다. 즉, 면역현상은 자기를 제외한 비자기를 공격하는 현상이라고 바꾸어 말할 수 있다. 이것은 재판에 비유할 수 있다.

재판을 일으키기 위해서는 고소를 해야 하며, 고소한 후에는 재판관이 피고와 원고로부터 의견을 듣고 최후로 유죄인가 무죄인가를 판결한다. 면역현상에서 고소는 B세포의 항원제시에 해당되고, 재판관은 T세포에 해당된다. 고소장은 모두 같은 내용으로서 「자기인지 비자기인지 판단해 주시오」라는 것이다.

면역재판은 매우 간단해서 검사도 변호인도 존재하지 않는다. 단지, 재판관(T세포)이 고소당한 단백질의 구조(아미노산 배열)를 볼 뿐이다. 대부분의 판결은 정확하지만 드물게 자기를 비자기로 판결해 버리거나, 비자기를 자기라고 판결하기도 한다.

이와 같은 실수가 발생하면, 전자에서는 자가면역 질환, 후자에서는 만성 감염증이 발생한다.

자기와 비자기의 인식방법, 인식 후의 T세포의 행동에 대해서는 다시 설명하겠지만, 여기에서는, T세포는 재판관처럼 중요한 위치에 있다는 것을 염두에 두기 바란다.

② Th2

Th2가 방출하는 IL-4, 5, 6은 B세포를 형질세포(plasma cell)로 분화시켜 항체생산을 촉진하는 작용을 한다.

Th2 항체의 생산을 돕는다

(2) killer T세포

우선, killer T세포와 killer 세포가 다른 점에 주의해야 한다. 전자는 CD8 양성이지만, 후자는 CD4도 CD8도 가지고 있지 않다. 즉, **killer 세포는 T세포의 종류가 아니라는 것을 확실히 알아야 한다.** Killer **T세포는 T세포 수용체(TCR)를 이용하여 판결을 내리며 비자기로 인식하면 스스로 사형을 집행한다.** Killer T세포는 perforin이라고 불리는 물질을 분비하여(perforin은 「보체」의 항목 참조) 사형을 집행한다.

killer T세포 재판관 겸 사형집행인

플러스 코너

1. 림프구의 분화와 성숙

림프구 가운데 B세포 · NK세포는 골수 내에서 성숙하지만, T세포는 미숙단계에서 골수를 떠나 흉선/가슴샘에서 성숙 T세포로 분화한다(T세포 · NK세포는 공통된 전구세포로부터 발생한다).

B세포 · T세포는, ① 다양성 획득(유전자 재편성), ② 자기반응성의 배제(positive · negative의 선택)를 거쳐, 항원 특이적인 항원 수용체를 발현한 성숙세포가 된다.

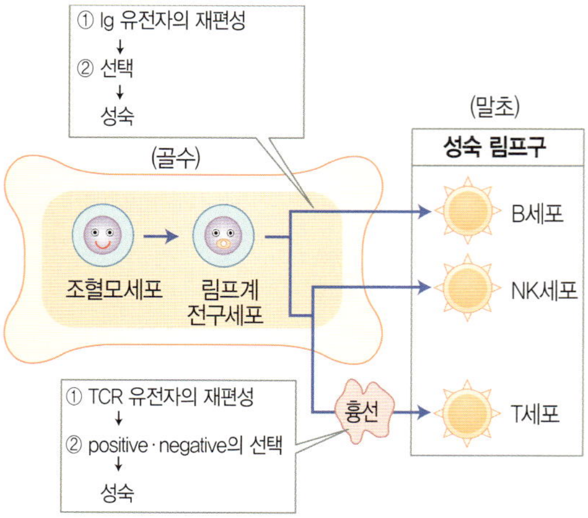

2 면역 담당 물질

항체(antibody), 보체(complement), 사이토카인(cytokine)의 역할을 이해하자.

1. 항체 Antibody

항체는 형질세포가 만들어 내는 단백질로 항원과 결합하는 부위를 가지고 있다. 항체가 항원에 결합함으로써(Ag-Ab complex) 다음과 같은 장점이 생긴다.

① 세포가 탐식되기 쉬워진다.
② 독소를 중화(neutralization)할 수 있다.
③ 바이러스를 비활성화할 수 있다.
④ 보체를 활성화할 수 있다.

1) 항체의 구조

항체(= 면역글로불린, immunoglobulin)는 2개의 H chain(heavy chain, 중쇄)과 2개의 L chain (light chain, 경쇄)이 S-S결합(interchain disulfide bond)으로 연결되어 있다.

H chain에는 γ, μ, α, δ, ε의 5종류가 있으며, 각각 IgG, IgM, IgA, IgD, IgE를 구성하고 있다. 즉, γ(Gamma)가 IgG, μ(Mu)가 IgM 등과 같이, 면역글로불린군과 H chain은 1대 1로 대응하고 있다.

한편, L chain에는 κ와 λ의 두 종류가 있으며, 이 L chain은 각 면역글로불린에 공통으로 있다. 예를 들어 IgG에는 (γ, κ와 γ, λ)의 두 종류가 있다.

따라서 면역글로불린에는 구조상 10종류가 존재한다.

2) 항체의 종류

① IgG(immunoglobulin G)

혈청 속 면역글로불린의 약 75%를 차지하며, 면역반응 후 IgM이 발생한 후 뒤늦게 대량으로 나타난다. IgG가 태반을 통과할 수 있다는 것은 중요하므로 꼭 기억해 두기 바란다. 또 류마티스 인자(rheumatoid factor)에 결합하는 것은 IgG이다.

② IgM(immunoglobulin M)

IgM은 5개가 결합한 형태, 즉 5량체(pentamer)를 형성하고 있다. 그 때문에 분자량이 90만으로 커져 마크로글로불린/거대글로불린(macroglobulin)이라고 불린다. 면역반응(immune response) 후, 빠르게 증가하며 보체활성화 능력이 강한 것도 특징이다.

③ IgA(immunoglobulin A)

단량체(monomer) 또는 2량체(dimer), 3량체(trimer)로 존재한다. 혈청 속 외에도 기도 분비액이나 침, 눈물, 소화관액 등의 점액 속에 존재하여 이물질(특히 바이러스)이 점막에 결합해서 침입하는 것을 저지한다. 분비액 속의 IgA를 특히 secretory IgA(분비형 IgA)라고 하여, 혈청 IgA와 구별한다. Secretory IgA는 국소면역(local immunity)의 주역으로서 중요하다.

④ IgD(immunoglobulin D)

기능은 충분히 해명되지 않고 있다.

⑤ IgE(immunoglobulin E)

혈청 속에 극소량만으로 존재한다. 호염기구와 비만세포(mast cell)의 막 표면에도 존재하는데, 그 막 표면의 IgE에 알레르기항원(allergen)이 결합하면 이들 세포로부터 알레르기 반응을 일으키는 물질(histamine 등)이 방출된다.

기생충 질환과 아토피 등의 알레르기성 질환에서는 IgE가 현저하게 증가한다. 두드러기(urticaria)의 주역이다. 제I형 알레르기 반응을 일으킨다.

2. 보체 Complement

보체는 항체가 결합된 세균이나 세포를 살균하거나 용해하는 작용을 하는 단백질이다. 항체의 기능을 돕는 역할을 하는 인자라고 하여 보체(complement)라고 명명되었다. 보체계 성분의 대부분은 혈액 속에서는 활성을 나타내지 않는 효소이다. 보체가 활성화되어 기능을 발휘하기 위해서는 일정한 자극이 필요하다.

1) 보체의 활성화

보체계가 면역복합체(immune complex : IC, 항원과 항체의 결합물, 항원항체 복합체라고도 한다)에 반응하여 활성화되는 경로를 고전적 경로(classical pathway)라 하고, 세포벽의 지질 다당체 등에 의해 활성화되는 경로, 즉 면역복합체를 통하지 않는 경로를 부경로(제2경로, alternative pathway)라고 한다.

보체계의 성분은 C1에서 C9까지 존재한다. C는 complement의 머리글자이다.

다음 사항을 꼭 기억하자.

① 고전적 경로는 면역복합체가 C1을 활성화하는 것에서 시작된다.

② 부경로는 중도(C3)에서 시작된다.

③ 최종적으로, 막공격복합체(membrane attack complex : MAC)를 형성한다(그림 1-4).

막공격복합체(MAC)란 세포막에 꽂히는 관과 같은 것으로, 이것이 형성되면 세포는 파열(세균의 죽음)되어 버린다.

예를 들어, 세균에 항체가 결합했다고 하자. 세균의 항원 부분에 항체가 결합했기 때문에 거기에는 면역복합체가 존재하게 된다. 따라서 보체가 활성화되어 최종적으로 MAC를 형성한다. 세포막에 구멍이 생기면 세포 내로 물이 들어와 결국 세포는 파열되어 버린다.

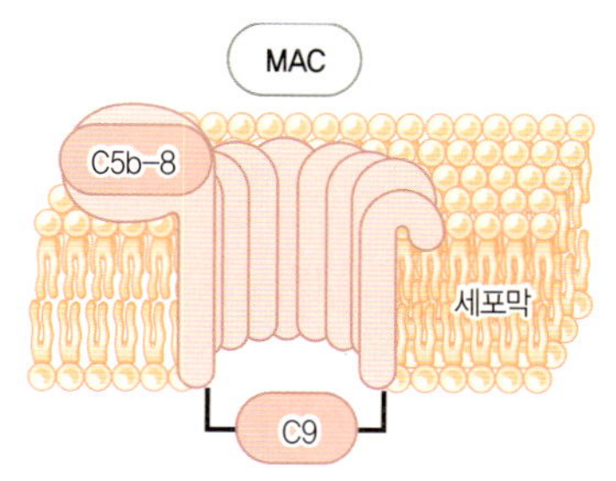

[그림 1-4] 막공격복합체(MAC)

killer T세포와 NK세포(natural killer cell)는 perforin이라는 물질을 분비해서 표적세포를 손상시키는데, 이 perforin이라는 물질도 보체와 유사하여 세포막에 구멍을 낸다.

2) 보체의 역할

앞에서 서술한 바와 같이, 보체의 가장 큰 역할은 항체와 결합한 세포를 파열(cytolysis)시키는 것이다. 그 외에도 중요한 역할이 있는데, 하나는 화학주성작용(chemotaxis, 대식세포, 호중구를 불러들인다)이고, 또 하나는 옵소닌작용(opsonization)이다.

조금 전의 예를 다시 생각해 보자.

세균에 항체가 결합하면 보체가 활성화된다. 여기까지는 동일하다. 그러나 이와는 달리 이번에는 막공격복합체(MAC)를 형성하지 못했다고 하자. 그렇지만 활성화된 보체가 세균의 막 표면에 남아 있고, 남아 있는 보체는 대식세포를 끌어들이는 작용을 한다. 또 보체와 결합한 세균은 대식세포에게 쉽게 먹히게 된다.

보체가 세균막 표면 위에 결합하는 것을 옵소닌화한다고 하며, 대식세포가 탐식하기 쉽게 만드는 작용을 옵소닌작용(opsonization)이라고 한다(**그림 1-5**).

간단히 말해서 보체는 대식세포가 좋아하는 먹이인 셈이다. 대식세포는 보체의 냄새에 이끌려 와서 보체가 잔뜩 묻어 있는 세균을 마구 먹는 것이다.

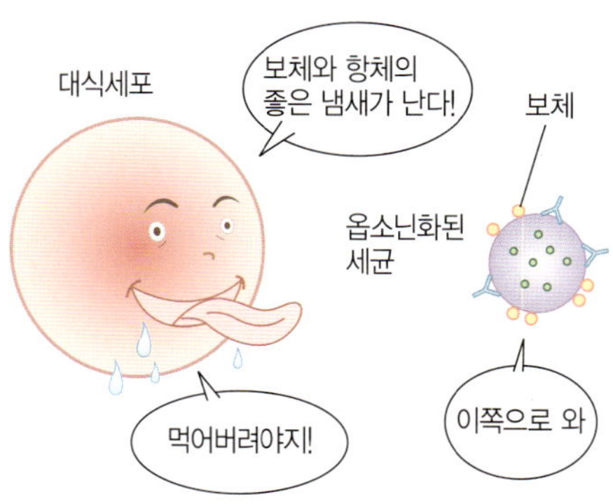

[그림 1-5] 옵소닌작용(opsonization)

3 사이토카인 Cytokine

사이토카인(cytokine)이란 세포, 주로 백혈구에서 분비되는 단백활성 물질이라는 뜻이다.

앞에서, 항원제시를 받은 helper T세포(Th cell)는 B세포의 분화증식을 촉진하여, 항체생산을 증가시킨다고 하였다. 그러나 helper T세포가 항원제시를 받은 후, B세포가 자동적으로 항체생산을 시작하는 것은 아니다. 항원제시 자극을 받은 helper T세포는 사이토카인(cytokine)을 방출하고, 이를 받은 B세포가 항체생산 등의 다음 동작으로 이행하는 것이다.

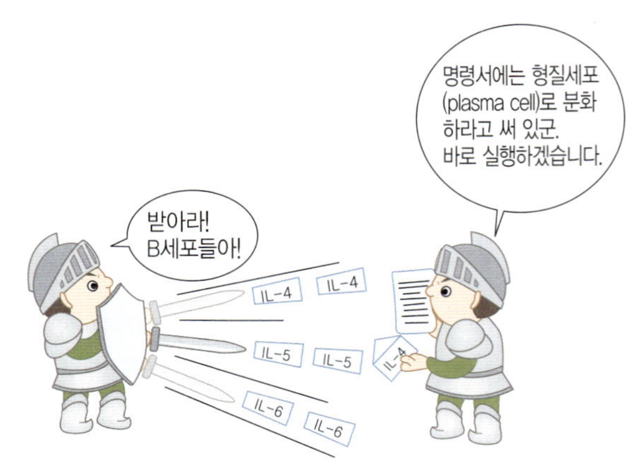

[그림 1-6] 사이토카인

이와 같이, 사이토카인(cytokine)이란 세포 간의 정보전달에 관여하는 단백질이다. 쉽게 말하자면, 명령 내용이 쓰여 있는 단백질이라고 말할 수 있다. 어떤 세포로부터 명령(cytokine)이 떨어지면 그 명령을 받은 세포는 그대로 실행하는 것이다(그림 1-6).

1) 주요 사이토카인의 종류

- interleukin : IL
- interferon : IFN
- 종양괴사인자(tumor necrosis factor : TNF)
- 집락자극인자(colony stimulating factor : CSF)
- 증식인자(growth factor : GF)

2) 작용에 의한 사이토카인의 분류

① 염증성 사이토카인

IL-1, IL-6, TNF-α 등은 염증의 발생에 관여하기 때문에 염증성 사이토카인이라고 하며, 반대로 IL-10, TGF-β 등은 염증의 억제에 관여하기 때문에 항염증성 사이토카인이라고 한다.

또, 림프구가 생산하는 것을 림포카인(lymphokine), 대식세포가 생산하는 것을 모노카인(monokine)이라고 한다.

이들은 또 몇 개의 하위그룹으로 분류된다(표 1-8). 면역반응에서는 세포들끼리 사이토카인이라는 명령서를 이용하여, 서로를 흥분시키거나 억제시켜 갖가지 반응을 일으키고 있다. 표 1-8은 사이토카인의 극히 일부를 표시했을 뿐이며(현재, IL은 IL-18까지 보고되어 있다), 사이토카인의 생물활성은 더욱 복잡하다.

생산세포	사이토카인	주요 기능
대식세포	IL-1 〈염증〉	· 염증반응의 야기, 발열(⇒ 내인성 발열물질) · 림프구·호중구의 활성화
	IL-6 〈염증〉	· 급성기 단백(CRP 등)의 생산촉진 · B세포의 분화·항체생산의 증가
	IL-8	· 호중구의 유주·활성화(⇒ 케모카인)
	IL-12	· Th1세포로의 분화 유도 · NK세포의 활성화
	IFN-α	· 항바이러스 활성 · MHC class I 분자 발현의 증가
	TNF-α 〈염증〉	· 염증반응의 야기·전신반응 · 종양세포의 세포자멸사(apoptosis) 유도
Th1 세포	IL-2	· T세포의 활성화·증식·분화 · CTL에의 분화 유도
	IFN-γ	· 대식세포·NK세포의 활성화 · 항바이러스 활성(⇒ 대표적인 Th1형 사이토카인, 세포면역반응 필요)
CTL	TNF-β (lymphotoxin)	· 종양세포의 세포자멸사(apoptosis) 유도
Th2 세포	IL-4	· Th2 세포로의 분화 유도 · B세포의 증식·분화, IgG·IgE 생산촉진(class switch〈클래스 전환〉)
	IL-5	· B세포의 증식·분화, IgA 등의 생산촉진(class switch〈클래스 전환〉) · 호산구의 증식·활성
	IL-10 〈항염증〉	· Th 세포·대식세포로부터의 사이토카인 생산을 억제 · Th1 세포의 억제 · B세포의 증식 유도
	IL-13	· B세포의 증식·분화, IgE 생산 촉진(class switch〈클래스 전환〉)
섬유아세포, 감염세포 등	IFN-β	· 항바이러스 활성 · MHC class I 분자 발현의 증가
거의 모든 세포	TGF-β 〈항염증〉	· 림프구, 대식세포의 기능 억제 · 섬유아세포의 증식, 조직 회복
대식세포, 섬유아세포, 혈관 내피세포 등	G-CSF GM-CSF M-CSF	· 호중구·대식세포 등의 증식·분화를 자극

[표 1-8] 주요 사이토카인(cytokine)의 종류와 기능

② **케모카인(chemokine)**

백혈구에 대해서 주화성(chemotacsis)을 가진 사이토카인을 통틀어 케모카인(chemokine)이라고 하는데, 40종 이상의 서로 비슷한 분자로 이루어진다. 호중구를 유주시키는 대표적인 케모카인에는 IL-8, 호산구를 유주시키는 케모카인에는 RANTES, eotaxin 등이 있다.

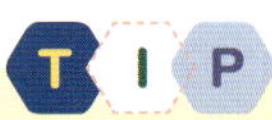

IL-2와 IL-6

ATL(adult T cell leukemia/lymphoma, 성인 T세포 백혈병)에는 IL-2가 관여하고 있다.

실제, ATL의 백혈병세포에는 IL-2의 수용체가 비정상적으로 나타나고 있는데, 이 IL-2는 T세포의 증식에 관여하는 사이토카인이기 때문에, 이것이 ATL에서의 T세포의 이상 증식에 관련이 있는 것은 아닌지 주목을 받고 있다. 실제로 가용성 IL-2의 수용체 수치는 병세와 관련이 있다.

이외에도 다발성 골수종(multiple myeloma)에서는 IL-6가 증식에 관여하고 있다.

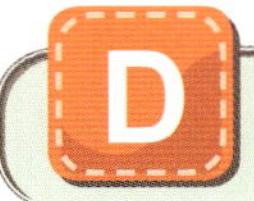

자기와 비자기의 식별 Self와 non-self의 discrimination

자기와 비자기의 식별에 T세포의 역할이 중요하다는 것은 지금까지의 설명으로 어느 정도 이해가 되었으리라 생각한다. 그러한 이해를 바탕으로 공부해 나가자.

이 항목에서는 MHC(major histocompatibility complex, 주조직적합복합체)란 무엇이며, HLA(human leukocyte antigens, 사람백혈구항원)란 무엇인가 하는 점을 중심으로 설명하겠다.

MHC의 정의(이식의 관점)

피부와 장기 등을 이식할 때에 이식의 성공 여부를 결정하는 항원이 몇 개 있다. 그 중에서 가장 큰 영향을 미치는 항원이 MHC라는 것이 발견되었다.

장기이식의 관점에서 보면 MHC란 항원으로서, 이식편(graft)이 갖는 MHC와 숙주(host)가 갖는 MHC가 일치할수록 이식이 성공할 확률이 높다. 이식편의 MHC가 숙주의 MHC와 크게 다르면, 이식편의 MHC는 이물질(비자기)로서 인식된다. 그 결과 이식편의 거부반응이 일어난다(**그림 1-7**).

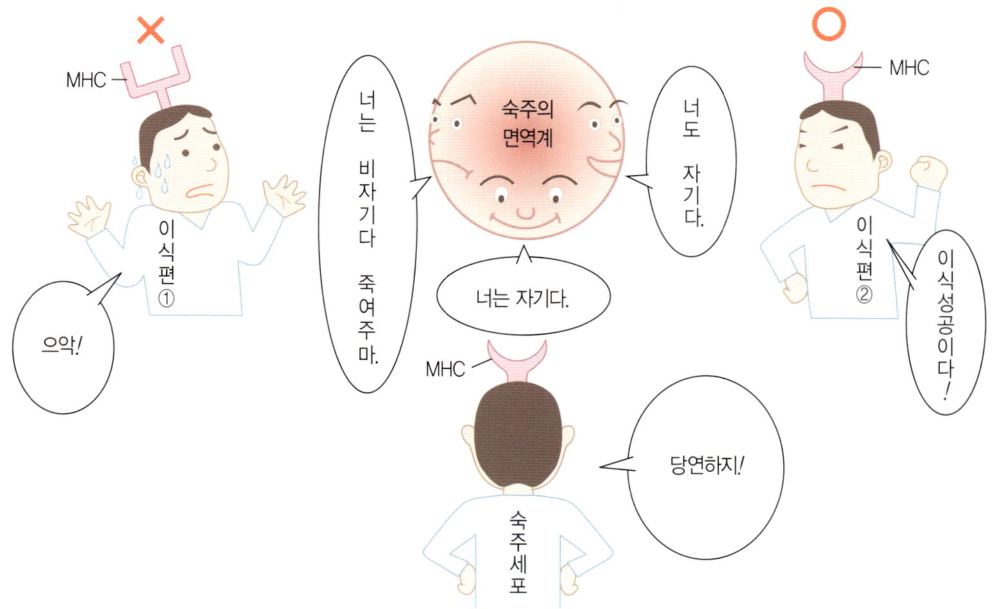

[그림 1-7] 이식과 MHC

반대로, 이식편의 MHC가 일치했다고 하자. 이 경우에는 이식편의 MHC는 숙주에게 있어서 자기의 MHC와 구별이 안 되기 때문에, 이식편을 자기로서 받아들인다. 그 결과, 장기이식은 성공하게 된다. 따라서 장기이식의 성공 여부는 MHC의 일치 여부에 달려 있다고 할 수 있다(보통 장기이식에서는 MHC보다는 HLA라는 용어를 많이 쓴다).

MHC의 종류

MHC는 사람에서는 HLA, 쥐에서는 H-2가 잘 알려져 있다. MHC와 HLA라는 말은 편의상 나눈 것으로 본질적으로는 같은 것이다.

MHC에는 세 class의 분자가 존재하고 있는데, 각각 MHC class I molecule, MHC class II molecule, MHC class III molecule이라고 불리고 있다. 이 MHC 유전자는 제6염색체의 단완(short arm)에 존재한다.

MHC class I molecule은 모든 체세포의 표면에 나타나 있다. **MHC class II molecule은 B세포, 대식세포 등 소위 항원제시세포의 표면**에 나타나 있다. MHC class III molecule에 대해서는 굳이 기억하지 않아도 된다.

왜냐하면, 백혈구는 각각 몇 종류의 깃발로 표지되어 있기 때문이다. 대 · 중 · 소의 여러 가지 형태나 모양으로 표현되는데, 그 대 · 중 · 소의 깃발이 class I~ III이다. 또 표현 문제에서 MHC class I molecule과 class I 항원은 동의어이다. 하나의 물질로서 말하고 싶을 때에는 분자, 항원의 뉘앙스를 강조하고 싶을 때에는 항원이라고 표현한다. 모두 같은 것을 말하고 있다는 것에 주의하자.

MHC class I molecule → 모든 체세포에 발현
MHC class II molecule → B세포, 대식세포에 발현

1. MHC class I molecule

모든 체세포는 자신이 같은 하나의 개체에 속하고 있다는 증거로서, MHC class I molecule이라는 "깃발"을 내걸고 있다. 이 깃발이 다르면 그 세포는 이물질로 간주되어 제거된다.

MHC class I molecule은 α chain과 β chain으로 구성되어 있다. α chain이 class I molecule의 다양성을 결정하고 있으며, 그 정체는 HLA-A, HLA-B, HLA-C 분자의 복합체이다. 이것을 규정하는 유전자는 HLA-A, HLA-B, HLA-C의 3개의 유전자이다.

β chain은 분자량 11,000인 펩타이드 β_2-microglobulin으로 이루어져 있다(그림 1-8).

α chain과 β chain을 하나로 묶어서 MHC class I molecule이라고 하는 경우도 있고, α chain만을 MHC class I moleule이라고 하는 경우도 있다.

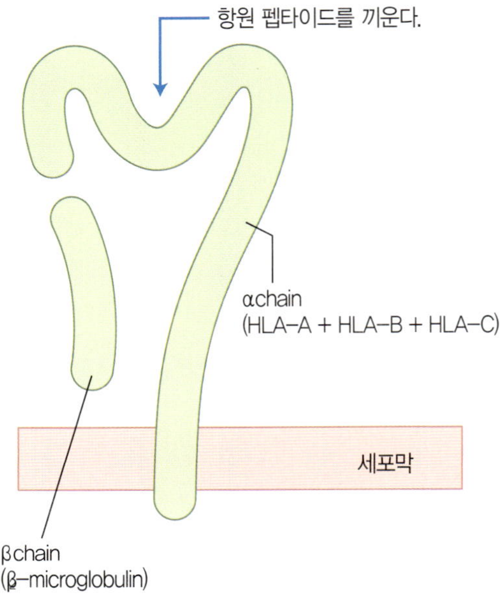

[그림 1-8] MHC class I molecule

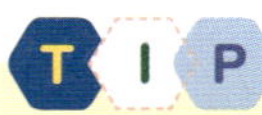

β_2-microglobulin

β_2-microglobulin은 작은 단백질이기 때문에 신장의 사구체/토리 여과를 통과한다(원뇨에 포함된다). 그 후, 근위요세관(proximal tubule)에서 재흡수된다.

요중 β_2-microglobulin의 상승 원인으로 다음의 2가지를 생각할 수 있다.

① 혈중 β_2-microglobulin이 많다.
② 근위요세관에서 재흡수되지 않는다.

따라서 β_2-microglobulin은 NAG(N-acetyl β-glucosaminidase)와 함께 근위요세관장애의 표지자로서 이용된다.

MHC class I molecule

- α chain ← HLA-A, -B, -C분자
- β chain ← β_2 – microglobulin

2. MHC class II molecule

항원제시세포(APC)만이 갖는 깃발이다.

MHC class II molecule도 α chain과 β chain으로 구성되어 있다. 이 class II 분자를 지배하고 있는 유전자는 HLA-D 유전자이다. HLA-D는 다시, HLA-DR, -DQ, -DP의 3가지로 나뉘어져 있다. α chain, β chain과 DR, DQ, DP의 대응은 알려져 있지 않다(**그림 1-9**).

MHC class II molecule ← HLA-DR, -DQ, -DP

- α chain
- β chain

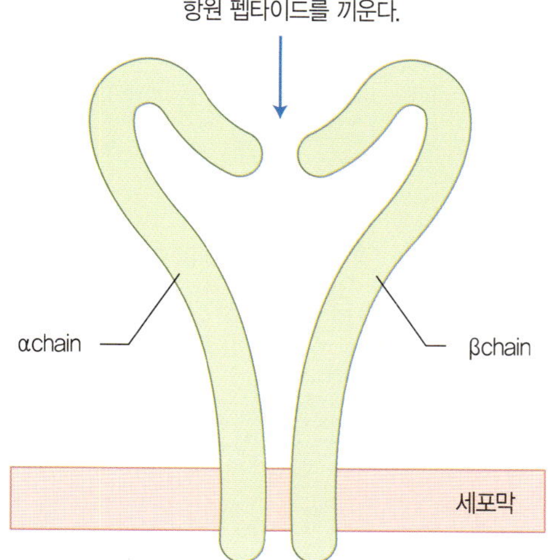

[그림 1-9] MHC class II molecule

3 MHC와 항원제시

지금까지 이식에 관여하는 항원으로서 MHC를 설명했는데, 지금부터는 MHC의 또 하나의 중요한 역할인 "항원제시"에 대해서 설명하겠다.

우선 **그림 1-8, 1-9**에서 구조에 대해 복습하자. MHC는 class I이든, class II이든, 10개 정도의 아미노산으로 구성된 펩타이드를 끼울 수 있는 구조를 가지고 있다.

1. 항원제시의 기본형

항원제시의 기본은 MHC 분자에 펩타이드를 끼우고, 그것을 T세포가 T세포 수용체를 매개로 해서 인식하는 것이다(**그림 1-10**).

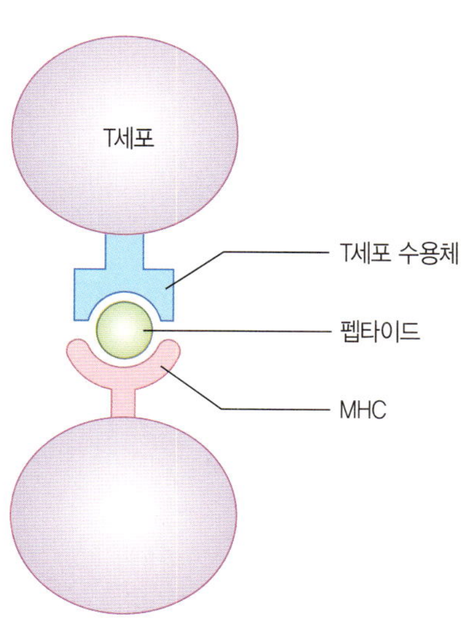

[그림 1-10] 항원제시의 기본형

2. MHC class I molecule에 끼우는 것

모든 세포는 MHC class I molecule을 가지고 있다. 그리고 세포는 살아있는 한 DNA로 단백질을 합성한다.

여기에서 면역계가 점검을 한다. 즉, 세포가 정상적인 단백질을 합성하고 있는지 점검하는 것이다. 이 경우, 정상을 자기(self)라고 바꾸어 말해도 좋다. 정상적인 세포는 자기를 계속 만들지만, 어떤 사건을 계기로 비정상적인 단백질을 만드는 경우가 있다. 그 대표적인 계기가 암세포화(cancerization)와 바이러스 감염이다.

세포가 암세포로 분화하면 증식이 무한대로 반복될 뿐만 아니라, 비정상적인 단백질을 만드는 경우가 있다. 또 바이러스가 세포 내에 들어와 바이러스의 유전자로부터 단백질을 합성하는 경우도 있다. 양쪽 모두 본래 자신에게 없었던 단백질을 합성하는 것이기 때문에, 비자기를 만들어 내게 되는 것이다. 여기에, 면역계가 다음과 같은 순서로 개입하게 된다.

① 세포가 합성한 단백질의 일부(peptide)를 살짝 훔친다.
② 세포 내에서 펩타이드를 MHC class I molecule에 끼운다.
③ 펩타이드가 끼워진 상태로 MHC class I molecule이 세포표면에 나타난다.
④ 항원제시가 종료된다.

모든 세포는 예외없이 이 개입을 받고 있다. 모든 세포가 제멋대로 단백질을 합성하는 것이 아니라, 항상 비정상적인 단백질을 만들어 내는지 아닌지 항원제시를 통해 보고하고 있는 것이다.

MHC class I molecule에 끼우는 것이 무엇인가에 대한 대답은 세포가 만드는 단백질의 일부이다. 즉, MHC class I molecule에는 세포가 만드는 단백질의 일부를 끼운다.

항원제시 후의 경과를 재판에 비유해서 설명하겠다. 고소 후(고소 = 항원제시. 그러나 MHC class I molecule이 얽힌 고소는 고소라기보다는 검열이라고 해야 하지 않을까?), 재판관의 판결을 기다린다. 재판관은 T세포이지만 CD4 양성 재판관과 CD8 양성 재판관이 존재한다. MHC class I molecule이 관련된 재판을 담당하는 것은 CD8 양성 재판관이다.

CD8 양성 재판관의 판결은 다음 둘 중의 하나이다(그림 1-11).

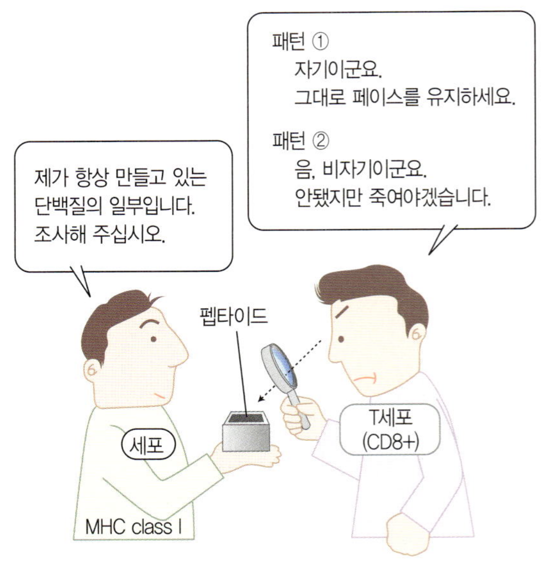

[그림 1-11] MHC class I molecule이 관련된 재판

① '자기(self)'이므로 방치한다.
② 비자기(non-self)'이므로 사형을 집행한다.

이 판결이 암세포의 진행, 바이러스 감염의 증식을 저지하는 것이다.

3. MHC class II molecule에 끼우는 것

MHC class II molecule을 갖고 있는 세포는 한정되어 있다. 그래서 특별히 MHC class II molecule을 갖고 있는 세포를 항원제시세포(APC)라고 부른다. 모든 세포가 MHC class I molecule을 이용하여 항원제시를 하지만, 항원제시세포라고는 부르지 않으므로 혼동하지 말기 바란다.

MHC class I molecule도 MHC class II molecule도 끼우는 것은 펩타이드이다. 그러나 펩타이드의 유래는 전혀 다르다.

MHC class I molecule이 끼우는 펩타이드의 원조는 자신이 만들어 내는 단백질인 것에 비해, MHC class II molecule이 끼우는 펩타이드의 원조는 자신이 끌어들인 외래물질이다.

1) 대식세포 Macrophage

대식세포는 무엇이든 먹는다. 그리고 일단 먹은 것을 세포 내로 끌어들인 후, 소화효소로 분해하여 잘게 부순다. 그 잘게 부순 것을 MHC class II molecule에 끼워 제시한다(그림 1-12).

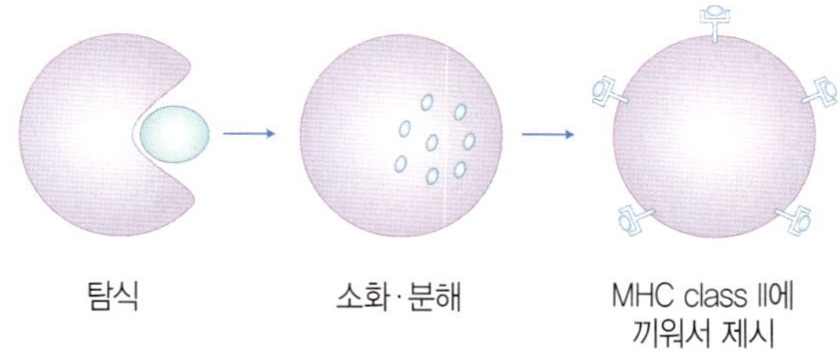

[그림 1-12] 대식세포의 항원제시

2) B세포 B lymphocyte

B세포도 탐식 후, 대식세포와 마찬가지로 항원을 제시한다. 대식세포와 다른 점은 굉장한 미식가라는 것이다(그림 1-13).

B세포는 자신이 갖고 있는 항체에 결합하는 것만을 세포 내로 끌어들인다.

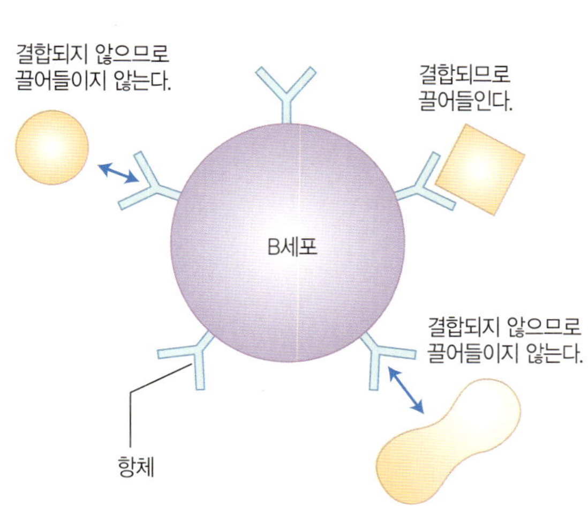

[그림 1-13] B세포는 미식가

4. MHC class II molecule에 끼운 후

이 재판을 담당하는 재판관은 CD4 양성 T세포(helper T세포)이다. CD4 양성 재판관은 즉시 사형집행을 하지 않는다고 앞에서 설명하였다. 항원제시를 받은 후 자기인지 비자기인지 판단하여, 비자기인 것이 밝혀지면 'help' 행동에 나선다. Help에는 2가지가 있는데, 하나는 항체생산에 대한 help이고 또 하나는 대식세포나 killer T세포의 활성화에 대한 help이다.

이야기를 좀 더 간단하게 정리해 보자.

1) 항체생산에 대한 help

우선, **그림 1-14**를 보자. B세포의 항원제시를 비자기로 판결한 CD4 양성 T세포(Th2라고 하자)는 사이토카인을 방출한다. 이때, 항원제시세포인 B세포가 가장 가까이에 있기 때문에 사이토카인의 영향을 가장 많이 받는다. B세포는 사이토카인의 명령에 따라 증식, 분화하여 항체를 생산한다. 이렇게 만들어진 항체는 처음에 B세포가 먹은 것에 결합한다.

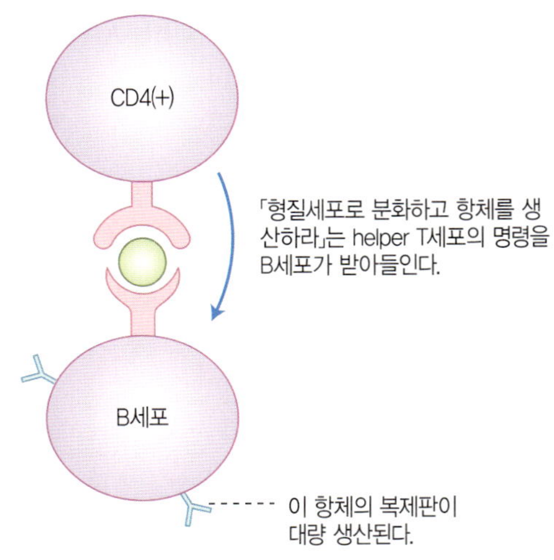

[그림 1-14] 항체 생산을 돕는다

이 시스템의 좋은 점은 비자기와 결합하는 항체를 대량 생산할 수 있다는 점이다. B세포는 우선 항체에 결합하는 물질을 무조건 끌어들여 분해한다. 이 중에는 비자기와 자기, 양쪽 모두가 포함된다. 그렇게 해서 T세포에게 판정을 받는 것이다.

만약 비자기라고 판정을 받으면 무턱대고 흡수한 물질이 비자기이기 때문에, 그때는 T세포의 힘을 빌려 비자기에 대한 항체를 많이 생산한다. 반대로 자기라고 판정을 받으면 그 B세포를 도울 수 없기 때문에 B세포에서 형질세포(plasma cell)로 분화하지 않는다.

2) 대식세포 · killer T세포의 활성화에 대한 help

대식세포를 활성화한다는 말이 이해가 안 될지 모르겠다.

대개,

대식세포의 활성화

→ 마구 먹어치운다

라는 인상만 머릿속에 있기 때문에 이해되지 않는 것이다.

대식세포의 활성화

→ 탐식 후에 살균, 분해능이 증가한다

는 것을 기억하자.

4 T세포의 판결

자기와 비자기의 식별 방법을 항원제시 쪽에서 계속 추적해 왔기 때문에, 마지막으로 복습을 겸해 T세포 쪽에서 재판의 진행을 추적해 보자.

1. T세포는 우선 무엇을 보는가?

T세포는 MHC에 끼워진 항원 펩타이드를 본다. 이때, 보는 요소는 2가지가 있는데, 우선 MHC를 보고 다음에 항원 펩타이드를 본다.

2. 무엇을 사용하는가?

T세포 수용체(T cell receptor : TCR)를 사용하여 MHC와 항원 펩타이드를 본다. T세포가 MHC를 볼 때에는 TCR뿐만 아니라 CD4 또는 CD8이 필요하다(**그림 1-15**). MHC class I과 CD8, MHC class II와 CD4가 대응하는 것을,

1 × 8 = 2 × 4

라고 기억해 두자.

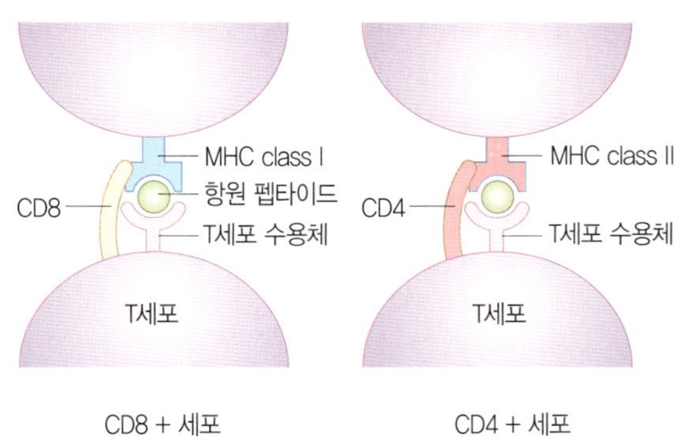

[그림 1-15] 항체 제시와 CD4 · CD8

3. 판결과정

판결까지의 과정은 아래와 같다. 비자기라는 판결을 내린 후의 T세포의 처리는 앞에서 기술한 바와 같다.

T세포에 의한 항원제시의 처리

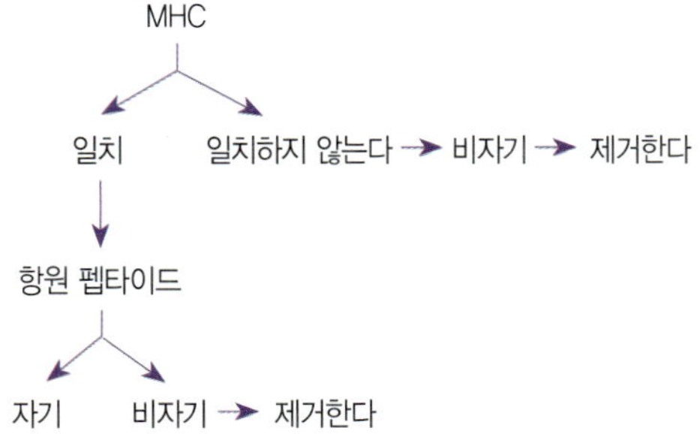

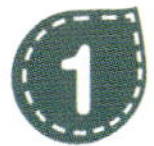

면역의 체계

면역계는 자연면역과 획득면역이 서로 협조하고 활성화함으로써 성립된다.

1 자연면역 Natural immunity

1. 방어기전

자연면역이란 생체가 태어날 때부터 가지고 있는 면역기전으로 병원체 등의 이물질이 침입했을 때 발생하는 비특이적인 생체방어반응이다.

방어기전은 이물질의 침입을 체표면에서 미리 막는 기전과 침입한 이물질을 바로 제거하려는 기전(주로 염증반응)의 2단계로 이루어지고 있다.

1) 체표면의 자연면역(방호벽)

외부와 접하고 있는 피부나 점막(체표면)은 병원체 등의 이물질의 침입을 미연에 방어하는 방호벽으로 작용하고 있다.

· 피부 : 가장 강력한 물리적 방호벽
· 점막 : 점액, 분비액에 의한 보호 효소, 위산 등의 살균작용
· 상재세균총(normal flora) : 외래 미생물의 정착 억제

2) 체조직 내의 자연면역

체표면의 방호벽을 돌파하고 체조직 내로 이물질(병원체 등)이 침입하면 면역반응에 의해 염증이 발생한다.

접착 : 염증병소로 가기 위해 혈관내피에 접착한다.
↓
주화 : 혈관내피에서 조직으로 들어가 주화인자(IL-8 등)에 유도되어 염증병소로 이동한다.
↓
탐식 : 세균 등의 이물질을 세포 내로 흡수하는데 이때 이물질을 식포에 가두어 둔다.
↓
살균 : 식포는 라이소좀과 융합한다. 식포 중의 이물질은 활성산소나 라이소좀 속의 MPO·단백분해효소 등의 작용에 의해 살균된다.

① 세균의 침입 → 세균탐식작용

식세포(호중구, 대식세포)에 의한 탐식 살균이 행해진다.

세균감염의 초기에는 식세포(특히 호중구)가 탐식에 의한 비특이적인 방어를 한다.

세균이 체조직 내에 침입해서 염증반응이 일어나면 호중구는 혈관 외로 유출되어 주화인자에 의해 염증병소로 유도되어 탐식을 시작한다.

TIP

호중구

호중구는 염증이 발생하면 즉시 전쟁터에 모집되는 보병과 같은 존재이다. 소위 '농(고름)'은 전쟁의 흔적으로 호중구의 사체나 방출된 효소에 의한 조직융해 등이 육안적으로 보이는 소견이라고 할 수 있다.

호중구는 특정 TLR을 표면에 발현하는데 TLR2는 그람양성균의 지질단백질(lipoprotein)을, TLR4는 그람음성균의 LPS(lipopolysaccharide)를 인식한다. TLR 외에도 몇 가지 다른 패턴을 인식하는 수용체들을 세포표면에 발현한다.

호중구는 미생물이 항체나 보체단백질에 옵소닌화되었을 때 탐식작용이 현저하게 향상된다. 항원특이적 항체가 존재하지 않는 경우에도 혈청에 존재하는 보체단백질이 침입한 병원체의 표면에 결합하게 되면 이 병원체에 대한 호중구의 탐식작용은 더욱 촉진된다.

② 바이러스의 침입 → 바이러스감염세포의 파괴

주로 NK세포에 의한 감염세포의 파괴, 감염세포 등을 방출하는 인터페론(IFN)에 의한 항바이러스 작용을 한다.

체내에 침입한 바이러스는 세포에 감염해서 자기복제를 통해 증식한다. 따라서 바이러스를 제거하려면 감염세포를 통째로 파괴해야 한다.

바이러스 감염 초기에는 NK세포가 중심이 되어 비특이적 방어를 하는데 NK세포는 MHC class I 분자의 발현이 저하된 바이러스 감염세포나 종양세포를 비자기로 인식해서 파괴한다.

NK세포나 세포손상성 T세포(CTL)에 의한 표적세포의 파괴는 세포자멸사(아포토시스, apoptosis)를 유도하는 기전에 의해 이루어진다. 이 기전에 의해 유해한 내용물을 방출하는 일 없이 세포사가 유도되고 대식세포 등에 의해 제거가 이루어진다.

2 획득면역 Acquired immunity

자연면역으로 병원체 등의 이물질을 다 처리하지 못한 경우, 2차방어로서 보다 강력한 획득면역이 작용하여 이물질을 제거한다.

특정 미생물 항원의 감염에 의해 유도되고 특정 항원에 대해 특이적으로 반응하여 기억(면역기억)하는 특징이 있으므로 항원에 한번 노출되면 평생 면역성을 얻을 수 있다.

림프구(B세포, T세포)가 획득면역의 기점이 된다.

1. 특징

1) 다양성

림프구(B세포, T세포)의 항원수용체는 어떠한 이물질에도 대처할 수 있는 능력이 있다.

2) 특이성

항원수용체에 따라 이물질을 엄밀하게 인식하거나 림프구만이 활성화, 증식하여 면역반응에 관여한다.

3) 면역기억

일부 림프구가 기억세포가 되어 동일한 이물질에 대처하기 때문에 다시 침입한 경우에는 더욱 효과적으로 대처할 수 있다.

면역기억에 의해 동일한 항원과 두 번째 이후 만나는 경우 처음보다 더 빠르고 더 강력한 면역반응이 일어난다.

한 번 걸린 홍역에는 두 번 다시 걸리지 않거나 백신에 의한 예방접종은 이러한 면역기억에 의한 것이다.

2. 분류

1) 체액면역과 세포면역

① 체액면역(humoral immnity)

B세포가 생산하는 항체(antibody)를 매개로 해서 일어나는 반응을 말하며, 세포외 기생성 미생물(extracellular parasite)에 대한 방어를 담당한다. 항체는 주로 미생물 항원을 인식해서 그 미생물의 감염억제, 독소의 중화, 미생물 운동성의 저하, 탐식세포에 의한 인식촉진 및 감염된 세균의 제거 등 여러 가지 기능을 한다. 항체는 체액에 존재하며 면역글로불린(immunoglobulin, Ig)이라는 당단백질로 이루어져 있다.

면역글로불린에는 IgG, IgM, IgA, IgD, IgE 등이 있으며 각각 독특한 기능을 수행한다. IgG 항체는 태반을 통해 태아에 전달되어 모성면역의 주역이 되어 출생 후 수개월 동안 유아가 미생물에 감염되지 않게 한다. 또 IgE 항체는 비만세포(mast cell)와 호염기구 같은 백혈구로부터 염증 매개자의 분비를 촉진시키며 IgM 항체는 미생물 표면의 항원과 결합하여 보체계(complement system)를 활성화시킨다.

② 세포면역(세포매개면역, cell-mediated immunity)

T세포에 의해 매개되는 면역반응을 말하며 주로 바이러스나 세포 내에서 증식하는 세포 내 기생성 미생물(intracellular parasite)에 대한 방어를 담당한다. 흉선에서 유래한 T세포가 항원을

인지하여 림포카인(lymphokine)을 분비하거나 감염된 세포를 직접 죽인다. 림포카인은 대식세포를 활성화시켜 탐식작용을 도우며, helper T세포와 세포독성살해T세포(cytotoxic killer T cell)는 세포면역반응에 중요한 세포이다.

2) 능동면역과 수동면역

① **능동면역**(active immunity)

외부에서 몸속으로 들어온 세균 등에 대해 스스로 항체를 만들어 내서 생긴 면역을 말하는데 항원이 들어오기 전 림프구는 미감작 상태로 있다가 항원에 노출되면 면역반응이 일어난다. 예를 들어 병원체나 독소를 면역원으로 주사했을 때 일어나는 면역반응이 여기에 속한다.

② **수동면역**(passive immunity)

타인이 생성한 항체를 전달받아 형성된 면역을 수동면역이라고 한다.

임신 시 모체의 항체가 태아에게 전달되거나 모체의 초유를 신생아에게 먹임으로써 신생아가 스스로 항체생성 능력을 얻기 전에 감염원과 싸울 수 있도록 하는데, 이러한 것을 수동면역이라고 한다. 즉, 항원에 노출된 적이 없어도 그 항원에 대한 면역력을 갖게 된다.

역(疫)을 면한다는 개념에서 다시 한 번 면역을 생각해 보자.

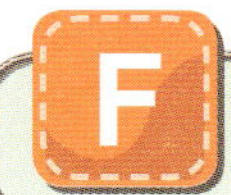

F 면역에 대한 재고

면역 시스템을 구성하고 있는 다양한 요소들을 다시 한번 생각해 보자.

1 국소면역 Local immunity

앞에서는 MHC(major histocompatability complex)가 관여하는 면역체계에 대해서 살펴보았는데, 여기에서는 MHC가 관여하지 않는 면역에 대해서 살펴보기로 하자.

우리의 몸은 피부 또는 점막으로 둘러싸여 있기 때문에, 이것을 통과하지 않고는 미생물이 침입할 수 없다. 그 최전선에서 면역을 담당하는 것을 국소면역이라 하는데, 이것은 HC가 관여하지 않는 면역이다.

이 국소면역체계를 구성하고 있는 것은 다음과 같다.

- 피부의 각질
- 눈물
- 침

- 점막상피세포의 섬모운동
- 점액
- 상재세균총(normal flora)
- 위 · 질 내의 낮은 pH
- 분비형 IgA

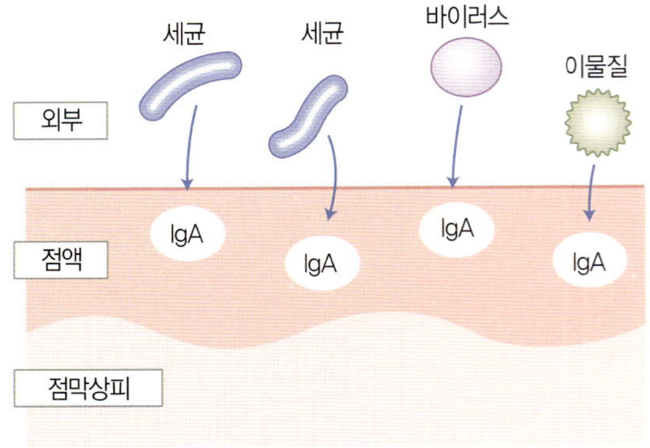

[그림 1-16] **국소면역의 담당자 : IgA**

이 국소면역 중 어느 하나가 빠져도 쉽게 감염될 수 있기 때문에, 국소면역의 중요성을 잘 이해해야만 한다. 이 중에서도, 특히 점액 속에 존재하는 분비형 IgA가 중요하다. 분비형 IgA는 점액 속에 존재하며, 외계로부터의 미생물이나 이물질의 침입을 최전선에서 방어한다(**그림 1-16**). IgA의 생산이 저하되는 질환에서는 반복적인 상기도 감염과 설사가 일어난다. 단, 피부표면이나 점막에는 상재균이 존재한다. 그런데 이 상재세균총(normal flora)을 파괴하고 침입하는 외계의 항원이 있는데, 이때 IgA가 활약하는 것이다.

 MHC 비의존성 면역 MHC non-depenedent immunity

국소면역 외에 MHC에 비의존적으로 작용하는 면역담당세포가 존재하는데, 그것은 호중구 · 호염기구 · 비만세포 · 호산구 · K세포 · NK 세포이다. 이들 세포는 항체와 보체의 영향을 받으면서 세균을 먹거나 종양세포를 죽인다. MHC와는 무관하게 면역담당세포가 활약하는 면역을 MHC 비의존성 면역(MHC non-depenedent immunity)이라고 한다.

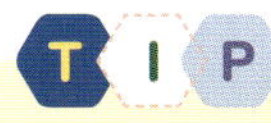

평생면역 lifetime immunity

유행성 이하선염(볼거리, mumps) · 수두(chicken pox) · 홍역(measles) · 풍진(rubella)과 같이 어린 시절에 잘 걸리는 질환은 한 번 앓고 나면 평생 다시 걸리는 일이 없다. 이처럼, 한 번 걸리면 평생 걸리지 않는 면역을 평생면역이라고 한다. 홍역을 예로 들면, 홍역 바이러스의 기억 림프구가 평생 존재하는 것이다. 엄밀히 말하면 항체가 없어지는 일이 있으나 그 경우에는 다시 만들어진다. 병원체에 따라서는 평생면역을 획득할 수 있는 것과 획득할 수 없는 것이 있다. 왜, 이런 차이가 발생하는지는 명확하게 밝혀지지 않았다.

3 MHC 의존성 면역 MHC depenedent immunity

지금까지 설명한 항원제시와 CD4, CD8이 관계하는 면역을 말한다. MHC 의존성 면역의 장점은 **면역을 기억할 수 있다(memory)**는 점이다. 국소면역이나 MHC 비의존성 면역은 감염 전이나 감염 후에 똑같은 면역현상을 일으킨다(각막염 후에 눈물의 양이 많아지거나, 입술헤르페스〈herpes labialis〉 감염 후에 입 주위의 피부가 두꺼워지지 않는다). 그에 비해, MHC 의존성 면역에서는 비자기의 판결을 내린 T세포가 분열하여, 그 일부가 memory T세포로서 후세까지 살아남는다. 이것이 면역계에 있어서의 memory 기능이며 이 memory T세포가 있음으로써, 동일한 비자기의 재침입에 신속하게 대처할 수 있는 것이다. 이것은 B세포의 경우에도 똑같다. Memory B세포로 남아 다음의 비자기 침입 시에 신속하게 항체를 생산하여 비자기와 싸울 수가 있는 것이다. MHC 의존성 면역에서는 비자기의 침입을 받을 때마다 기억림프구가 늘어난다. 이렇게 해서 면역의 경험치를 높여갈 수 있는 것이 커다란 장점이라고 할 수 있다.

Ⅱ 면역결핍 Immunodeficiency

면역체계에 결손이 생겨 정상적인 면역체계가 이루어지지 않는 질환군을 면역결핍증이라고 한다.
실제 증상은 감염에 대한 저항력의 저하에 의해 발생한다.
면역결핍증 환자의 특징을 보면 다음과 같다.

- 감염증에 자주 걸린다(반복 감염).
- 감염증에 한 번 걸리면 오래 간다(지속성).
- 감염증이 잘 낫지 않는다(난치성).
- 중증 감염이 되기 쉽다(중증화).
- 정상인이라면 감염되지 않는 약한 미생물에도 감염된다(기회감염).

이와 같은 감염성 증가가 증상의 핵심을 이룬다. 또 감염성 증가 이외에도 다음과 같은 특징을 나타낸다.

- 악성 종양이 많이 동반된다.
- 자가면역 질환이 많이 동반된다.

면역결핍증에서 공부할 요점은 다음의 2가지이다.
① 무엇이 결손되었는가?
② 어떤 감염증에 잘 걸리는가?

우선, 분류를 잘 이해하는 것이 중요하다. 그 다음은, 각론에서 자세하게 설명하였기 때문에 그때마다 지식을 보강해 가면 될 것이다.

A 면역결핍증의 분류

면역결핍증은 2가지로 분류할 수 있다. 하나는 결손된 것을 기준으로 분류하는 방법과 다른 하나는 면역기능결핍의 원인으로 분류하는 방법이다.

 무엇이 결핍되는가?

결손 및 기능이 저하되는 것들을 열거해 보면 다음과 같다.

① T세포
② 항체
③ 보체
④ 호중구
⑤ 국소면역

순서대로 그 내용을 살펴보자.

1. T세포의 결손 · 기능저하 : 세포면역의 저하

T세포의 이상은 체액면역과 세포면역, 2가지를 모두 저하시킨다. 항체생산을 돕지 못하기 때문에 체액면역은 저하되지만, 그 대신 B세포가 활성화되기 때문에 현저하게 저하되지는 않는다. 그래서 가장 큰 타격을 받는 것이 바로 세포면역이다. T세포에 이상이 생기면 그것을 보충해 줄 것이 없기 때문에 세포면역이 현저하게 저하된다.

T세포의 기능저하로 특히 증가되는 감염성 질환은 다음과 같다.

- 일반 바이러스 질환
- 세포 내 기생세균(대표는 결핵균) 질환
- 진균 질환
- 원충 질환

2. 항체의 결손 : 체액면역의 저하

항체의 결손은 체액면역의 저하를 의미한다. 항체가 결손이 되면 다음과 같은 일이 일어난다.

- 세균에 항체가 달라붙지 않기 때문에, 식세포가 먹기 어렵다.
- 세균에 항체가 달라붙지 않기 때문에, 보체도 달라붙지 않는다.
- 표류하는 바이러스를 공격할 수 없다.

TIP

"T세포 결손 = 세포면역 저하"는 옳은 것인가?

이 등식은 맞는 것이다. 그러나 T세포가 결손되면 체액면역도 저하된다는 것을 잊으면 안 된다. T세포 결손 = 세포면역 저하, B세포 결손 = 체액면역 저하라는 식으로 암기해 버리면, "T세포 결손과 체액면역은 관계가 없다"고 착각할 수 있으니 주의하기 바란다.

정확하게는, T세포 결손 시에는 세포면역의 저하가 체액면역의 저하에 비해 훨씬 뚜렷하다고 기억해야 한다.

그러므로 항체 결핍 시에는,

- 일반 세균
- 세포용해형 바이러스

가 감염성 증가의 원인 미생물로서 중요하다.

3. 보체의 결손

보체의 결손으로 가장 큰 피해를 받는 것은 Neisseria 감염에 의한 것이다(수막염균〈*N. meningitidis*〉, 임균〈*N. gonorrhoeae*〉).

보체에는,

- 화학주성작용(chemotactic effect)
- 옵소닌작용(opsonization)
- 세포막에 구멍을 내는 작용(lytic reaction ; 용균 현상)

이 있지만, Neisseria 감염에 대해서는 특히 용균현상이 중요한 작용을 한다고 생각된다. 보체가 결손되었을 때에는 일반세균에 의한 감염증 증가가 발생하는데, 특히 Neisseria 감염의 중증화가 문제가 된다.

4. 호중구의 결손

일반 세균의 killer인 **호중구가** 기능을 상실하면 당연히 일반 세균의 감염성이 증가된다. 호중구의 기능부전증으로 많은 질환이 발생하지만, 그 중에서도 만성 육아종증(chronic granulomatosis)과 Chédiak-Higashi 증후군이 중요하다.

정리

국소면역 결핍을 제외한 면역결핍과 감염성 증가의 원인에 관해서는 **표 2-1**에 정리했다. T세포 부전에 의해 세균, 바이러스, 진균, 원충 등의 감염성이 증가하게 된다. T세포가 얼마나 중요한지 잘 알 수 있다.

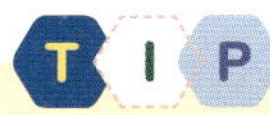

국소면역

① 침 분비의 저하와 충치

침도 국소면역의 담당자이다. 침 속에 있는 분비형 IgA가 그 주역이다. Sjogren 증후군 또는 입 주변에 방사선을 조사한 경우에는 타액선/침샘이 장애를 받아 침이 잘 나오지 않게 되는데, 이런 환자의 경우에 입안의 자정작용이 저하되어 충치가 발생하기 쉬워진다. 충치도 세균 감염증의 하나이기 때문에 침 분비의 저하로 인해 감염성이 증가되었다고 할 수 있다.

② 섬모운동이 장애를 받는 질환

Immotile-cilia syndrome(또는 primary ciliary dyskinesia, 선천성 섬모운동부전증)이라는 선천성 질환이 있다. 이 질환에서는 섬모운동이 장애를 받기 때문에 이물질을 배출할 수 없어 기도 감염을 일으킨다.

Immotile-cilia syndrome 중에서 특히,

- 역위/좌우바뀜증(situs inversus)
- 만성 부비동염(chronic paranasal sinusitis)
- 기관지 확장증(bronchiectasis)

의 3가지가 모두 나타나는 질환을 Kartagener 증후군이라고 한다. 또한 기도상피의 섬모가 움직이지 않을 뿐 아니라, 정자의 섬모가 움직이지 않기 때문에 불임도 동반된다.

	일반 세균	세포내 기생세균	일반 바이러스	세포용해형 바이러스	진균	원충
T세포 부전	○	◎	◎	○	◎	◎
항체 결손	◎			◎		○
보체 결손	○ (Neisseria ◎)				○	
호중구 부전	◎				○	

◎ : 빈도 높음 ○ : 약간 중요

[표 2-1] 면역결핍과 감염성 증가의 원인 세균

5. 국소면역의 결핍

대표적인 국소면역은 분비형 IgA가 관여한다. IgA의 결손은 체액면역의 저하 또는 국소면역의 저하라고 생각할 수가 있다. 분비형 IgA의 결손에서는 특히 기도감염이 문제가 된다(세균, 바이러스 감염을 막론하고). 그 외의 국소면역의 결핍에 관해서는 p.36 Tip「**국소면역**」에서 살펴보자.

2 면역결핍증의 구분

유전에 의해 태어나면서부터 면역계에 결손이 있는 원발성 면역결핍증(primary immuno-deficiency)과 본래 정상이었던 면역계가 2차적으로 장애를 받아 발생한 속발성 면역결핍증(secondary immunodeficiency)이 있다.

우선, 면역결핍증은 다음과 같이 크게 2가지로 분류된다.

- 원발성 or 선천성 or 1차성
- 속발성 or 후천성 or 2차성

1. 선천면역결핍증의 분류

선천면역결핍증(congenital immunodeficiency)에는 결손되는 곳이 명확하기 때문에 무엇이 결손되어 있는지가 문제가 된다.

「 "T세포 결손 = 세포면역 저하"는 옳은 것인가?(p.35, Tip) 」에서,

- T세포 결손 = 세포면역 저하
- B세포 결손 = 체액면역 저하

라고 단정하는 것은 주의하라고 설명했는데 선천면역결핍증에서는 **확실히 단정지어도 된다.**

이와 같은 맥락에서 보면, 선천면역결핍증은 **표 2-2**와 같이 분류된다. 표의 분류에 있는 1~7의 7가지 질환이 전부는 아니다. 다만, 설명을 추가해야 할 것을 열거한 것뿐이다.

T세포	B세포	면역능	질환·병태
① T세포 결손	B세포 결손	세포면역 ↓ 체액면역 ↓	1 중증 복합면역결핍증 2 Wiskott-Aldrich 증후군 3 모세혈관확장성 실조증(Louis Bar 증후군)
② T세포 결손	B세포 정상	세포면역 ↓	4 DiGeorge 증후군
③ T세포 정상	B세포 결손	세포면역 정상 체액면역 정상	5 무감마글로불린혈증(agammaglobulinemia)
④ 호중구 기능부전		체액면역 ↓ 호중구 ↓	6 만성 육아종증 7 Chédiak-Higashi 증후군
⑤ 보체		기능저하	8 보체 없음
⑥ 국소면역			9 국소면역 저하

[표 2-2] **선천면역결핍증**

2. 후천면역결핍증의 분류

후천면역결핍증은 결손 항목에 따라 분류하지 않고 원인에 따라 분류한다.

좁은 의미의 **후천면역결핍 증후군**(acquired immunodeficiency syndrome : AIDS)이 유명한데, HIV 감염증뿐만 아니라 후천적으로 면역력이 저하되는 병태도 살펴보자. 대부분의 경우 속발성 면역결핍증이다.

원인은 다음과 같은 것들이 있다.

① HIV 감염(반드시 기억할 것)

② 림프계 종양

Hodgkin병

만성 림프성 백혈병(CLL)

골수종(lymphoma)

Ⅱ

③ 면역억제상태

항암제 사용
방사선 조사
부신피질스테로이드제
면역억제제 사용

④ 중증 감염증

속립성 결핵/좁쌀결핵(military tuberculosis), 말라리아 등

⑤ IgG의 상실

신증후군/콩팥증후군(nephrotic syndrome)
화상(burn)
단백상실성 위장증(protein losing gastroenteropathy)

⑥ 영양장애

영양결핍상태
아연결핍증

⑦ 신장 · 내분비 · 대사장애

당뇨병
만성 신부전/만성 콩팥기능상실
Cushing 증후군

⑧ 자가면역 질환, 기타

전신홍반루푸스(SLE)
류마티스관절염

B 선천면역결핍증 Congenital immunodeficiency

선천면역결핍증에 의해 발생하는 질환의 대부분은 유전자의 이상이나 결손을 배경으로 해서 면역세포의 분화나 발생과정, 기능발현이 장애를 받아 발생한다.

중증 복합면역결핍증

Severe combined immunodeficiency : SCID

- T세포, B세포 모두 기능저하(세포면역 저하, 체액면역 저하)

T세포와 B세포의 분화에 장애가 있어 성숙한 T세포와 B세포가 거의 존재하지 않는다. 이것은 T세포의 증식에 관여하는 사이토카인 수용체의 유전자 돌연변이 때문이다. 치료하지 않으면 한 살 전후에 사망하기 때문에 골수이식, 태아 간이식 등을 실시한다.

상염색체열성(Swiss형)과 반성열성(Gitlin형)의 2가지 유형이 있다. 상염색체열성의 중증 복합면역결핍증(severe combined immunodeficiency : SCID)의 약 반수에서 ADA(adenosine deaminase) 결손이 동반된다.

ADA 결손증은 ADA 결핍에 의해 푸린대사/메틸화 경로의 독성 대사물이 축적되기 때문에 T, B세포의 증식장애가 일어난다.

Wiskott-Aldrich 증후군

- T세포, B세포 모두 기능저하(세포면역 저하, 체액면역 저하)

반성열성유전(XR)으로 남아에게만 나타난다. 혈소판 감소증에 의한 출혈경향과 아토피피부염이 동반되는 것을 특징으로 하는 선천면역결핍증이다.

혈소판, 백혈구의 세포막 당단백이 불안정하기 때문에 혈소판, T세포, 골격이상을 초래한다. 항체 생산도 저하되고 세포/체액 양쪽 면역이 모두 저하된다. 혈관염, 신장염, 자가면역 질환이나 악성 종양을 동반한 경우에는 10세 전후에 사망한다. 치료는 골수이식이다.

모세혈관확장성 실조증

Ataxia telangiectasia(Louis Bar syndrome)

- T세포, B세포 모두 기능저하(세포면역 저하, 체액면역 저하)

진행성 소뇌실조, 안구점막 충혈(피부의 모세혈관 확장), 면역결핍이 3대 특징이다.

어지럽고 눈이 빨개지며 자주 감기에 걸리는 증상이 나타난다. 부비동염/코곁굴염이나 폐의 감염이 반복적으로 나타난다. DNA 복구에 이상이 있다고 추정된다. 사망 원인의 대부분은 면역결핍에 의한 만성 호흡기질환이나 악성 종양이며 사춘기 전에 대부분 사망한다.

면역결핍의 원인으로는 흉선의 발육부전을 생각할 수 있으며, 말초의 T세포 수가 감소되어 있다(세포면역 저하). B세포 수는 정상이지만, 혈중 IgE와 IgA의 결손(체액면역 저하)이 특징이다.

유전형식은 상염색체 열성유전(AR)이다.

DiGeorge 증후군

- T세포의 기능은 저하되지만 B세포는 정상(세포면역 저하, 체액면역 정상)

DiGeorge는 발견자의 이름이며, DiGeorge 증후군의 별칭은 **흉선무형성증(thymic aplasia)**, **제3 · 제4인두굽이(branchial arch) 증후군**이다.

발생학을 생각해 보자. 제3 · 제4인두굽이(branchial arch)에서는 무엇이 생기는가?

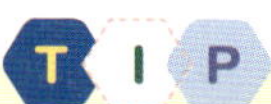

동종 혈청응집소 저하 = IgM 저하

IgM은 동종 혈청응집소로서의 역할을 한다. 혈액형 A형의 적혈구 막상에는 혈구응집소라 불리는 A형의 특유한 항원이 존재한다. B형인 사람의 혈청에는 A형 응집소에 대한 IgM 항체(혈청응집소)가 존재한다. 이 2가지를 섞으면 항원항체 반응이 발생해 응집한다**(그림 2-1)**.

그러나 Wiskott-Aldrich 증후군이나 선천성 무감마글로불린혈증(agammaglobulinemia)에서는 IgM이 적기 때문에 이와 같은 응집이 일어나지 않는다.

'Wiskott-Aldrich 증후군 → 동종 혈청응집소 저하' 등의 내용이 나오면 IgM의 저하를 의미하는 것이다.

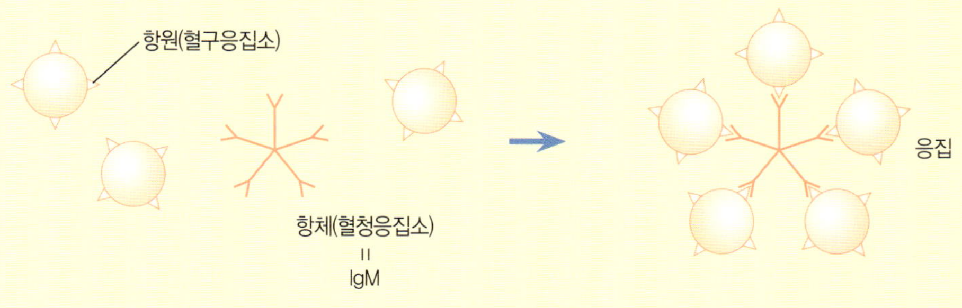

[그림 2-1] **혈청응집소**

제3인두굽이에서는 흉선/가슴샘과 하부갑상선/아래부갑상샘, 4인두굽이로부터는 상부갑상선/위부갑상샘이 생긴다. 그런데 제3 · 4인두굽이증후군은 제3 · 4인두굽이가 잘 발생하지 않는 질환이므로 흉선과 부갑상선이 생기지 않는 것이다. 태아 형성기의 유전자 이상이 원인으로 생각되고 있다.

그 결과, 다음과 같은 일이 일어난다(**그림 2-2**)

- 흉선의 결여/저형성
  → T세포가 성숙되지 않는다.
  → 세포면역 저하
- 부갑상선(parathyroid gland)의 결여
  → 부갑상선호르몬(parathormone : PTH) 감소
  → 혈중 Ca 감소
  → 신생아 tetany

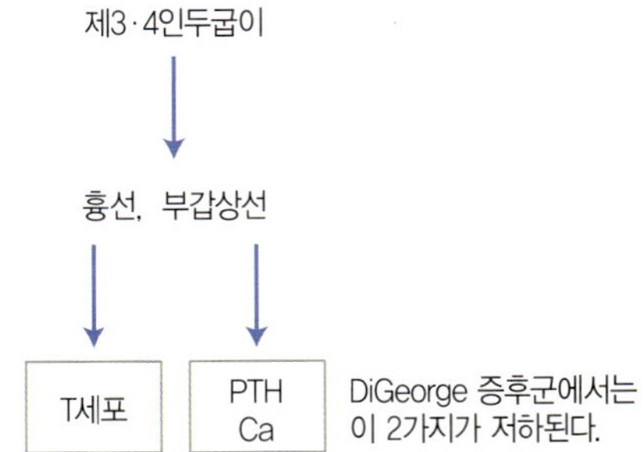

[그림 2-2] DiGeorge 증후군

그 밖에, 심장기형 합병(심실중격 결손증〈VSD〉), 팔로네징후〈Fallot tatralogy〉, 총동맥간증〈truncus arteriosus〉이나, 인두굽이의 발생이상에 의한 귀의 변형, 인중(코 밑의 움푹 파진 곳)의 단축, 양안 해리 등의 특징을 볼 수 있다.

 무감마글로불린혈증 Agammaglobulinemia

- T세포는 정상이지만 B세포의 기능이 저하(세포면역 정상, 체액면역 저하)

B세포의 분화, 성숙이 멈춰버리는 질환이다. 따라서 형질세포까지 분화하지 못하기 때문에 모든 class의 면역글로불린이 저하된다.

반성열성과 상염색체열성의 2가지가 있는데 유명한 것은 반성열성으로, 일명 Bruton형 무감마글로불린혈증이라고 한다. 앞에서 나왔던 SCID에서도 무감마글로불린혈증을 나타낸다.

- Bruton형 무감마글로불린혈증(agammaglobulinemia)
  → 반성열성 무감마글로불린혈증
- Swiss형 무감마글로불린혈증
  → 상염색체열성 SCID
- Gitlin형 무감마글로불린혈증
  → 반성열성 SCID

6 만성 육아종증 Chronic granulomatous disease : CGD

Ⅱ

• 호중구 기능상실

호중구(neutrophil)에는 화학주성, 탐식, 살균의 3가지 기능이 있으며, 그중 어느 하나라도 빠지면 killer로서의 기능을 발휘할 수 없게 된다.

만성육아종증은 식세포의 이물탐식에 관계하는 효소대사의 이상으로, 효소를 이용한 세포 내 살균과정이 장애를 받는다.

반성열성 유전이라는 것, catalase 양성균에 감염되기 쉽다는 것, 2가지만 외워두면 된다. 아래의 「만성 육아종증과 catalase의 관계」를 읽어보면 좀 더 이해하기 쉬워질 것이다.

요약해서 말하면, 만성 육아종증에서는 catalase 양성균에 의한 감염성이 증가되고, catalase 음성균에 의한 감염성은 저하된다는 것이 특징이다.

Catalase 양성균에는 **대장균, 황색포도상구균, 녹농균, 클렙시엘라균(*Klebsiella*)**이 있다.

Co-trimoxazole 합제의 장기적인 복용으로 경과가 양호해지는 경우도 있다.

플 러 스 코너

1. 만성 육아종증과 카탈라아제(catalase)의 관계

만성 육아종증은 정상적인 호중구라면 갖고 있을 NADPH oxidase의 선천적 결손으로 발생한다. NADPH oxidase는 NADPH로부터 전자를 하나 받아, 그것을 산소에 결합시키는 효소이다. 이렇게 해서 만들어진 산소를 활성산소라고 부르는데 과산화물(superoxide)이나 과산화수소(H_2O_2)가 여기에 해당한다. 활성산소는 산화력이 매우 강하여 호중구는 그 산화력을 이용해 세균을 죽인다. 과산화수소를 생산할 수 있는 세균이 존재한다.

한편 만성 육아종증에서는 활성산소를 만들 수 없기 때문에 세균을 죽일 수 없으며, 따라서 영유아기 때부터 반복적으로 화농성 감염이 일어난다. 또 단핵구의 NADPH oxidase도 결손되기 때문에 세균을 완전히 죽일 수 없어서 육아종이 형성된다. 만성적으로 육아종을 형성하는 병이라는 의미에서 병명이 유래되었다.

그러나 만성 육아종증에서 모든 균을 「죽일 수 없다」는 것은 아니다. 어떤 세균은 죽일 수가 있다. 이 「죽일 수 있다」, 「죽일 수 없다」를 과산화수소를 생성할 수 있는 균 · 생성할 수 없는 균, 또 카탈라아제(과산화수소를 물과 산소로 분해하는 효소)를 갖고 있는 균 · 갖고 있지 않는 균으로 나누어 살펴보자.

① 과산화수소를 생산할 수 있고 카탈라아제를 갖고 있는 균

호중구가 만들 수 없는 과산화수소를 일부러 만들어 주어 다행스럽긴 하지만, 균 자신이 과산화수소를 분해하고 만다. 따라서 과산화수소를 사용할 수가 없어 균을 죽일 수가 없다. 이와 같은 균에는 대장균, 황색포도상구균, 녹농균, 클레브시엘라 등이 있다.

② 과산화수소를 생산할 수 있고 카탈라아제를 갖고 있지 않은 균

호중구가 만들 수 없는 과산화수소를 일부러 만들어 주기 때문에 다행이다. 호중구는 이와 같은 균을 죽일 수가 있다. 이런 유형의 세균에는 연쇄상구균(*streptococcus*)과 폐렴구균(*pneumococcus*) 등이 있다. 따라서 만성 육아종증(chronic granulomatosis)에서는 이들 세균에 의한 감염증이 적다는 것이 특징이다.

③ 과산화수소를 생산할 수 없는 균

당연히 죽일 수 없다.

7 Chédiak – Higashi 증후군

• 호중구 기능저하

만성 육아종증(chronic granulomatosis)과 함께 호중구 기능 저하가 나타난다.

호중구는 과립구의 하나이다. 과립구가 갖고 있는 과립 속에는 살균에 사용되는 효소(살균도구)가 가득 들어 있다.

Chédiak – Higashi 증후군에서는 과립을 수송하는 미세관(microtubule)에 장애가 있어, 과립이 차례차례 융합하여 거대한 과립을 형성한다. 그러나 유감스럽게도 이 거대한 과립은 살균도구로 사용하지 못한다. 따라서 세균을「죽일 수 없는」것이다. 또한 Chédiak – Higashi 증후군의 호중구는「죽일 수 없을」뿐만 아니라,「달릴 수 없는」것도 특징이다(**표 2–3**).

또 Chédiak – Higashi 증후군에 걸린 어린이는 붉은 체모와 백피증(광선 과민을 나타낸다)이 나타난다는 것도 잘 알려져 있다. 그 이유는 melanocyte의 수송장애 때문이다.

	화학주성능	탐식능	살균능
만성 육아종증 (chronic granulomatosis)	○	○	×
Chédiak–Higashi 증후군	×	○	×

[표 2–3] 호중구의 기능부전

TIP

선천면역결핍증 요점

① **중증 복합면역결핍증(SCID)**
- 위중한 질환(중증)
- T세포, B세포 모두 기능이 저하되는 (복합)면역결핍증
- ADA 결손증을 동반하는 경우가 많다.
- Swiss형, Gitlin형

② **Wiskott – Aldrich 증후군**
- 혈소판 감소(thrombocytopenia)
- 아토피피부염(혈중 IgE 증가)
- 면역결핍증(T세포·B세포 결손, 혈중 IgM 감소)
- 남자 어린이만 발병

③ **모세혈관확장성 실조증(ataxia telangiectasia)**
- 모세혈관 확장(피부와 안구점막)
- 진행성 소뇌실조(소뇌성)
- 병명에서는 연상이 안 되지만 면역결핍증이라는 점에 주의
- T세포와 B세포 기능저하, 혈중 IgE 및 IgA 감소

④ **DiGeorge 증후군**
- 흉선과 부갑상선이 없다.
- T세포 기능저하 → 세포면역 저하

⑤ **무감마글로불린혈증(agammaglobulinemia)**
- 체액면역만 저하
- 반성무감마글로불린혈증은 Bruton형

⑥ **만성 육아종증(chronic granulomatosis)**
- 남자 어린이만 발병
- 호중구 기능저하 : 화학주성능과 탐식능은 있지만 살균능이 없다.
- Catalase 양성균에 감염되기 쉽다 = catalase 양성균을 죽일 수 없다.

⑦ **Chédiak – Higashi 증후군**
- 호중구 기능저하 : 탐식능은 있지만 화학주성능과 살균능이 없다.
- 붉은 체모, 백피증(albinism)

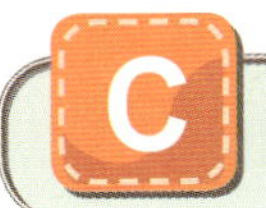

후천면역결핍증 Acquired immunodeficiency

후천면역결핍증의 분류(p.38)에서 열거한 것처럼, 2차적으로 생기는 면역결핍의 원인에는 여러 가지가 있다. 이 항목의 제목은 넓은 의미의 후천면역결핍증이며, AIDS는 좁은 의미의 후천면역결핍증이라는 것을 기억하자. 여기에서는 AIDS에 대해서만 설명하겠다.

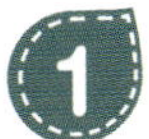

후천면역결핍 증후군 Acquired immunodeficiency syndrome : AIDS

여기에서 공부할 요점은 다음 2가지이다.

- 원인
- 흔히 나타나는 증상

원인에 대한 것은 의학도로서 반드시 익혀두어야 하는 지식이다. "흔히 나타나는 증상"에서는 실제로 면역능력이 저하되었을 때 어떠한 증상이 나타나는가 하는 응용편이다.

1. 원인

AIDS가 HIV(human immunodeficiency virus)감염에 의해 발생한다는 것은 이미 알고 있을 것이다. 그럼, 왜 HIV에 감염되면 면역결핍증이 발생하는 것일까?**(그림 2-3)**

HIV는 CD4 양성 T세포(helper T세포)에 감염한다. HIV의 당단백(gp 120)이 CD4분자와 결합하는 것이 감염 성립의 첫 단계이다. CD4 양성 T세포의 침입에 성공하면 우선 자신이 가져온 RNA를 자신이 가지고 있던 역전사효소(reverse transcriptase)를 이용해 DNA로 바꾼다. 그리고 그 DNA를 세포의 DNA 속으로 편입시킨다. HIV에 감염된 세포는 HIV에서 유래한 단백질을 만들게 된다.

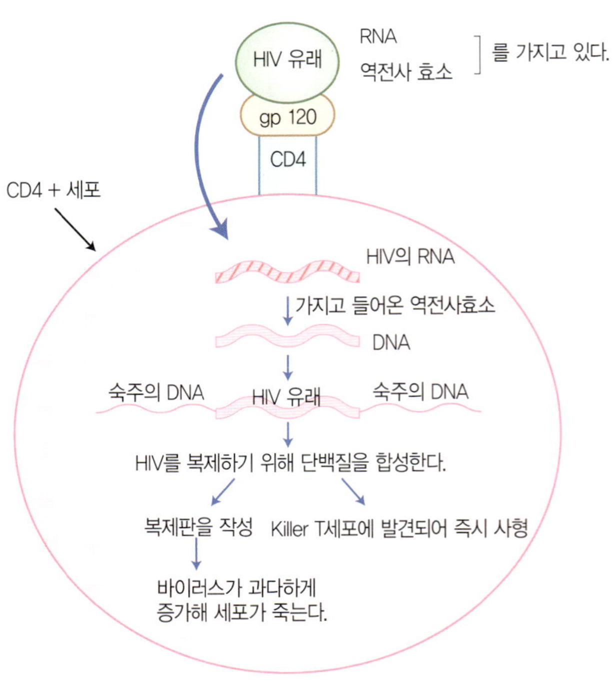

[그림 2-3] HIV 감염에서 죽음까지

HIV에 감염된 세포의 운명은 두 갈래이다.

하나는 killer T세포로부터 사형판결을 받는 운명이며, 또 하나는 세포 내에서 바이러스가 지나치게 증식한 결과 죽게 되는 운명이다. 어느 쪽이든 기다리고 있는 것은 죽음뿐이다.

CD4 양성 T세포가 계속 죽어가기 때문에 말초혈액 중의 림프구 CD4/CD8의 비율은 낮아진다. Helper T세포의 도움을 받지 못하는 세포면역은 가지고 있는 힘을 발휘할 수가 없다.

HIV 감염증에서는 세포면역의 저하가 문제가 된다는 것을 반드시 기억하자.

2. 증상

AIDS로 세포면역이 저하된다는 것을 이해했다면, 이 항목은 가볍게 살펴보자.

세포면역이 저하되었을 때에는 **바이러스, 결핵균, 진균에 감염되기 쉽다**는 것과 AIDS 특유의 질환으로서 **카포시육종**(Kaposi's sarcoma), **폐포자충폐렴**(pneumocystis carinii pneumonia)이 있다는 것을 기억하면 충분하다(**그림 2-4**).

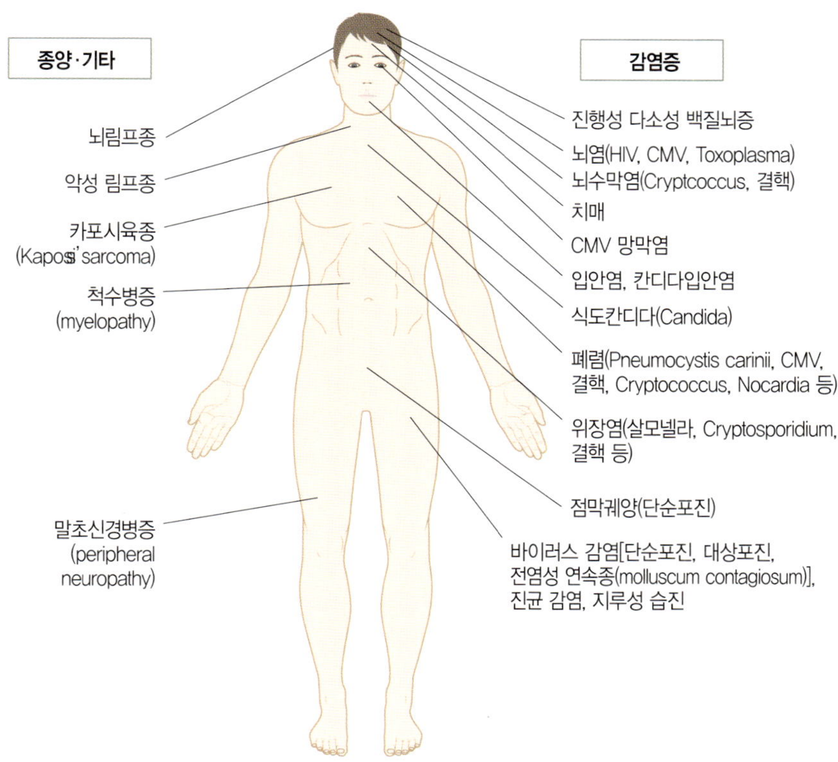

[그림 2-4] AIDS의 주요증상·합병증

3. 치료

현재 HIV 치료의 중심이 되고 있는 것은 HAART라고 불리는 다제병용요법이다. HAART(highly active antiretroviral therapy)란 항HIV제를 3제 이상 병용하는 강력한 다제병용요법을 말한다. HAART 보급 이후 HIV 감염자의 생명예후는 현저하게 개선되었다.

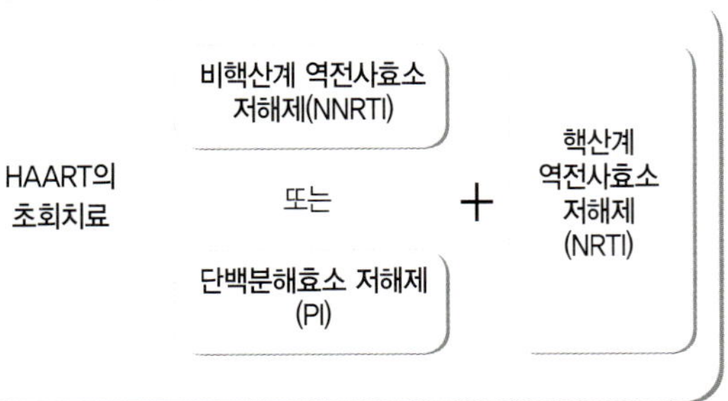

플 러 스 코너

2. 세포용해형 바이러스 Cytolytic virus

여러분은, 「일반 세균은 체액면역으로 해치울 수 있고, 예외인 세균 내 기생세균은 세포면역으로 해치울 수 있다」는 것은 잘 알고 있지만, 바이러스에도 예외가 있다는 것은 의외로 잘 모르고 있다. 우선, 체내에서의 바이러스 동태를 살펴보고, 그다음 면역과의 관계를 설명하겠다.

1) 바이러스의 침입 경로

바이러스가 체내로 들어오는 경로에는 2가지 패턴이 있다. 하나는, 침입한 국소에서 증식한 다음 혈액 속에 들어오는 것(패턴 ①), 또 하나는, 갑자기 혈액 속으로 들어오는 것(패턴 ②)이다.

패턴 ①의 침입 경로는 입과 코이다. 여기로 들어온 바이러스는 상기도 또는 장관에서 일단 증식한 다음 혈액 속으로 들어간다(**그림 A**).

패턴 ②는 특수한 경우밖에 없다. 어떤 외부의 힘이 혈관 벽에 가해져, 거기에 구멍을 뚫지 않는 한 바이러스가 혈액 속에 그냥 들어오는 일은 없다. 그렇다면, 어떤 경우에 패턴 ②의 조건을 만족시키는가?

• 주사바늘에 의해 구멍이 생긴다.
- 수혈, 혈액제제
- 주사기의 남용(각성제 중독 등)
- 바늘에 찔리는 사고

• 물린다(광견병 바이러스의 감염 패턴)
→ 혈관이 찢어진다.
→ 찢어진 혈관을 통해 개의 침 속에 존재하는 바이러스가 들어간다.

• 출산 시
→ 태반의 혈관구조가 파괴된다.
→ 태아의 혈액과 엄마의 혈액이 섞인다.
→ 산도 감염

① 입과 코에서
- 상기도에서 증가한다 → 혈관 내로
- 장관에서 증가한다 → 혈관 내로

② 직접 혈관 내로 침입

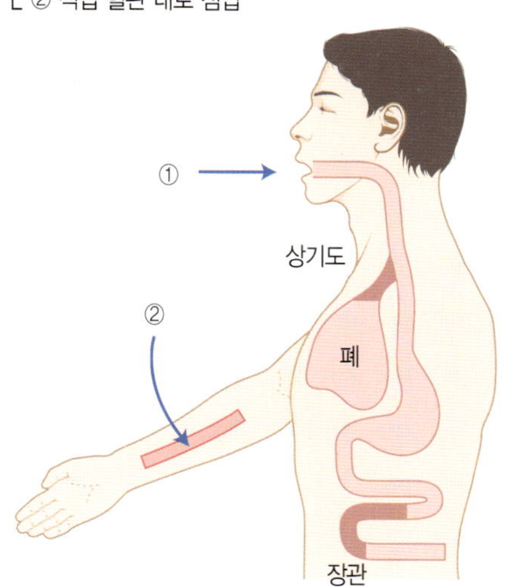

[그림 A] 바이러스의 침입경로

2) 혈관 내로 침입한 후

혈관 내에 침입한 바이러스는 혈류를 타고, 다음의 목표물(taget organ)로 향한다. 이 상태를 본문에서는 "표류하는 바이러스"라고 표현하고 있지만, 정식으로 말하면 바이러스혈증(viremia)이다.

3) 감염과 방출

바이러스혈증을 거쳐 목표로 하는 세포에 도착하여 감염시킨다. 감염 세포 내에서는 바이러스의 복제가 일어나 그것을 방출한다. 복제 바이러스는 다음의 목표 세포를 찾아 나선다(그림 B).

① 단순이동 타입

바이러스를 복제해서 옆의 세포에 그 바이러스를 감염시킨다. 원래의 감염세포는 살아남는다.

바이러스혈증(–)
일반 바이러스는 이 유형에 속한다.

단순이동형

바이러스 감염세포 / 옆으로 옮긴다

바이러스를 옆으로 옮기지만 세포는 죽지 않는다.

불꽃놀이형

팡팡 팡팡

튀어나간다

바이러스 증식 후 세포가 파열되어 바이러스가 일제히 방출

[그림 B] 바이러스의 감염 유형

② 불꽃놀이 타입

감염세포 내에서 복제 바이러스를 대량으로 합성하여 감염세포를 파괴시킨다. 이때에 혈액 속으로 바이러스를 일제히 방출한다. 바이러스혈증 상태가 되어 다음 목표물을 찾아 나선다.

바이러스혈증(+)
이런 유형의 바이러스를 세포용해형 바이러스라고 한다.

4) 면역계의 대응

면역계도 바이러스에게 당하지만은 않는다. 바이러스 감염에 대한 몇 겹의 방어수단을 가지고 있다.

- 바이러스가 혈액에 들어오기 전에 공격한다.
- 혈액 속의 바이러스를 공격한다.
- 감염된 세포 속의 바이러스를 공격한다.
- 인터페론

① 바이러스가 혈액에 들어오기 전에 공격한다 … 국소면역(local immunity)

「1) 바이러스의 침입 경로」에서 공부한 패턴 ①에 대해 IgA가 중요한 역할을 한다. IgA는 혈액 속에 존재하는 것과 점막에 존재하는 것, 2가지가 있는데, 특히 점막에 존재하는 것을 분비형 IgA라고 한다.

패턴 ①에서는 우선, 상기도점막 또는 장관점막에서 바이러스가 증식하는 것이 전제가 된다. 그것을 저지하는 것이 분비형 IgA인 것이다. 여기에서 바이러스를 진압하면 더 이상의 바이러스 침입은 없다. 이처럼 국소에서의 공방을 국소면역이라고 한다. 국소면역의 주역은 분비형 IgA이지만, 그 외에도 다음과 같은 것이 있다.

- 침이나 눈물, 소변으로 씻어 내린다.
- 섬모운동으로 방출시킨다.
- 상재균에 의한 세균무리

② 혈액 중에 표류하는 바이러스를 공격한다 … 체액면역

만일, 바이러스의 혈액 내 침입을 허락했다면 다음에 등장하는 것은 항체이다. 바이러스에 항체가 결합하여 바이러스의 감염력을 제거한다(**그림 C**).

항체가 결합한 바이러스는 감염력이 없고 단지 복합체가 되어 그물내피계통(RES)에서 처리된다. 바이러스혈증에 대해서 가장 중요한 작용을 하는 것은 항바이러스 항체(antiviral Ab)이다.

예방 백신을 접종해서 이 항체가 있으면 감염이 된다고 해도 항바이러스 항체가 신속하게 대처한다.

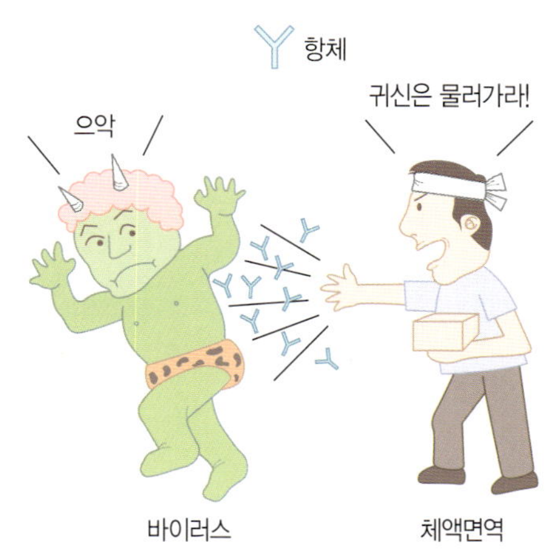

[그림 C] 혈중 바이러스에 대한 체액면역

③ 감염세포 중의 바이러스를 공격한다 … 세포면역

세포 내에 바이러스가 침입하면, 항체는 도움이 안 된다. 여기에서 등장하는 것이 세포면역이다.

killer 세포가 바이러스 감염으로 판정하여 세포를 통째로 죽여 버린다(판결은 사형).

④ 인터페론(interferon, IFN)

바이러스 감염으로 helper T세포가 판정하면, IFN−γ를 방출하여 바이러스에 대항한다.

IFN은,

- 바이러스 복제를 억제
- 세포면역의 증가

라는 방법으로 바이러스 감염의 증가를 억제하고 바이러스의 제거를 돕는다.

5) 일반 바이러스와 세포용해형 바이러스

세포용해형 바이러스의 종류는 다음과 같다.

- 폴리오바이러스(poliovirus)
- Coxsackie virus
- 일본뇌염 바이러스
- Dengue virus

폴리오바이러스(picorna 바이러스과에 속한다)와 일본뇌염바이러스(flavivirus과에 속한다)에 감염된 세포는 세포면역이 그다지 도움이 되지 않는다. 왜냐하면, 세포면역이 사형판결을 내리기 전에 대부분 자살해 버리기 때문이다. 그보다는 용해 후, 바이러스가 일제히 방출되는 것을, 항체로 모두 검거하는 것이 중요하다**(그림 D)**.

일반 바이러스 ·············· 세포면역이 중요
세포용해형 바이러스 ······ 체액면역이 중요

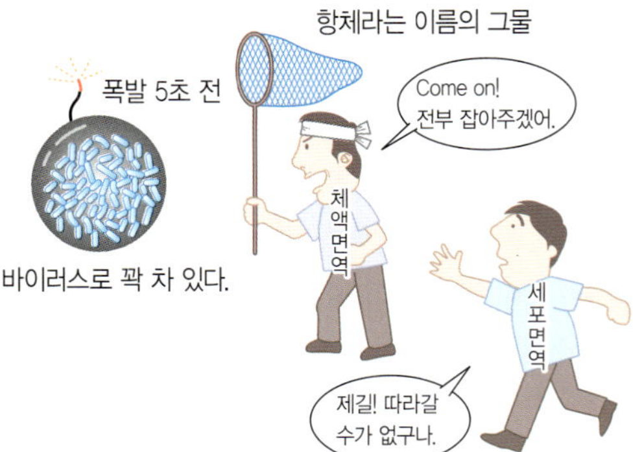

이와 같이 바이러스에도 예외가 있다.

[그림 D] **세포용해형 바이러스에도 체액면역**

후천면역결핍 증후군(AIDS) 핵심정리

병태생리로 보는 후천면역결핍 증후군(AIDS)

기회 감염증을 일으키기 쉬운 상태의 하나로 유명한 것이 후천면역결핍증후군(AIDS)이다. AIDS는 사람면역결핍바이러스(human immunodeficiency virus ; HIV)의 감염에 의해 발병하지만 감염되어 있는 상태와 발병한 단계는 면역의 상태가 다르다. 발병 이전에 치료를 개시하면 AIDS의 발병 및 기회감염증의 출현빈도가 감소하는 경향이 있다.

병 인	• 성 접촉, 혈액 및 모체로부터의 HIV 바이러스 감염
병 태	• HIV는 $CD4^{+}$T cell에 감염하며 $CD4^{+}$T cell 에는 T cell (림프구), 대식세포가 있다. • HIV에 감염된 $CD4^{+}$T cell은 내부에서 바이러스 증식이 일어나 죽기 때문에 체내의 $CD4^{+}$T cell은 계속 감소된다.
증 상	**HIV 감염의 증상** • 발열 (감염 후 2~4주일) • 림프절 종창 • 발진(난치성이며 광범위하게 나타난다) • 인두염, 근육통, 관절염

진단 및 검사	• 혈액 중의 $CD4^+$T cell 검사(정상이면 $CD4^+$T cell 이 750~1,250/ul 존재. $CD4^+$T cell의 수가 200 이하가 되면 면역결핍으로 인해 여러 질환에 걸리게 된다.) • 검사소견 : 백혈구(특히 림프구) 감소, 혈소판 감소, 면역글로불린 증가 • HIV 항체의 screening 검사 • 항체 확인 검사 • HIV 항원 검사

치료	• 단백분해효소억제제 • 항HIV 요법 • 고효능 항레트로바이러스 치료요법(HAART)

알레르기

Ⅲ 알레르기 총론

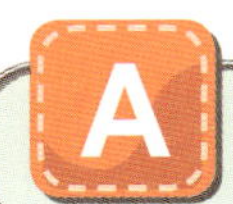

A 알레르기 Allergy

1 알레르기의 개념

알레르기는 1906년에 소아과 의사(von Pirquet)가 제창한 개념이다. 그리스어의 allos(= other, 다른)와 ergo(= action, 작용, 능력)를 조합하여 만든 복합어이다.

즉, 다른 작용, 다른 반응이라는 의미이다. 무엇이 "다른가" 하면, 면역반응이 다르다. 즉 정상이 아닌 것이다.

면역반응이 정상이 아닌 유형에는 2가지가 있다. 하나는 면역반응이 일어나지 않는 면역결핍증이고(단, 면역결핍증을 알레르기라고는 하지 않는다), 다른 하나는 필요 이상의 면역반응이 일어나는 유형이다. 자가면역 질환은 후자의 유형에 속한다. 이 후자의 유형을 알레르기라고 한다 (그림 3-1).

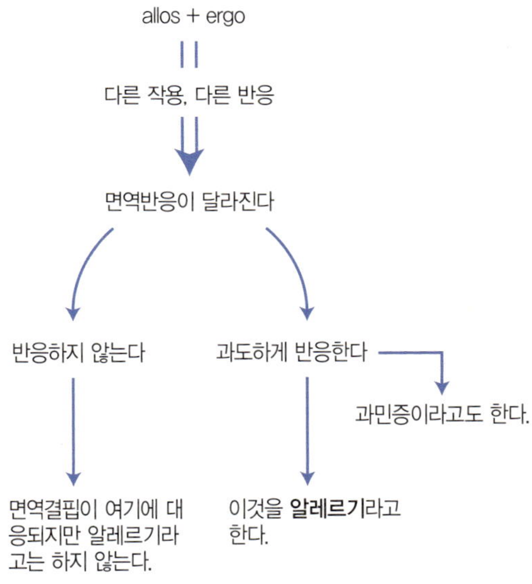

[그림 3-1] 알레르기란 무엇인가?

과민한 면역반응을 나타내는 것을 과민증(hypersensitivity)이라고 한다. 이것은 필요 이상의 면역반응을 보이는 것이므로 과민증은 알레르기와 거의 같은 의미로 간주되고 있다.

2 알레르기의 종류와 병태생리

알레르기는 면역학적 기전의 차이에 따라 크게 4가지 유형으로 나뉜다(Gell과 Coombs의 분류, **표 3-1**).

증상 발현까지의 시간에 따라 나누면 I형은 "즉시형 알레르기"이고, IV형은 "지연형 알레르기"에 속한다. 또 I~III형은 체액면역(항체 · 면역글로불린)이 관여하며, IV형만 세포면역이 관여한다. 협의의 알레르기라고 하면 I형 알레르기를 가리킨다.

알레르기 형		제I형 즉시형 (anaphylaxis형)	제II형 세포손상형	제III형 면역복합체형 (Arthus형)	제IV형 지연형 (투베르쿨린형)
작용인자		체액면역(항체 중심)			세포면역(림프구 중심)
		IgE(Reagin)	IgG, IgM	IgG, IgM(면역복합체)	감작 T세포
보체의 관여		–	+	+	–
반응시간		15~30분	몇 분~몇 시간	4~8시간	24~48시간
검사	In vitro 검사	· RIST(혈청 총IgE치) · RAST(특이적 IgE치) · 히스타민 유리 테스트	· Coombs 테스트 · 항체 측정	· 보체·면역복합체 측정 · 항체 측정	· 림프구 자극 테스트 (LST)
	In vivo 검사	· 피부 테스트 · 유발 테스트		· Arthus 반응	· 첩포시험 · 투베르쿨린 반응

[표 3-1] 알레르기의 종류

그러나 이 분류에 적용시키기 어려운 질환이나 복수의 유형에 해당하는 질환도 많이 존재한다.

1. 제 I 형 알레르기 Anaphylaxis type

호염기구(basophil)나 비만세포(mast cell)의 막 표면에는 IgE의 Fc 부분에 대한 수용체가 결합해 있어 IgE와 결합한다. 이 IgE 항체에 항원(allergen)이 결합하면, 이들 세포는 히스타민(histamine), 류코트리엔(leukotriene : LT)을 비롯한 화학매개체를 유리시킨다. 이 화학물질이 야기하는 생체반응을 제I형 알레르기라고 한다.

알레르기항원은 꽃가루이거나, 집먼지진드기가 되기도 한다. 정상적인 사람은 꽃가루나 집먼지진드기에 과민반응을 일으키지 않는다. 그러나 이것에 대해 제I형 알레르기인 사람은 "다른 반응", 즉 과민반응을 나타낸다. 면역반응을 일으키지 않아도 되는 물질(그 사람에게 있어서는 항원)에 대해서 면역반응을 일으키는 것이다.

제I형 알레르기는 항원과 접촉해서 증상이 나타나기까지의 시간이 짧기 때문에 즉시형 알레르기 또는 아나필락시스(anaphylaxis)형 알레르기라고도 한다.

대표적인 질환

- 기관지천식(asthma)
- 알레르기비염(allergic rhinitis)
- 아토피피부염(atopic dermatitis)
- 두드러기(urticaria)
- 아나필락시스(anaphylaxis)
- 음식물알레르기(food allergy)
- 알레르기 비용혈성 수혈반응
- 약 알레르기(페니실린, 암피실린, 인슐린 등)

기관지천식, 아토피피부염은 제I형 알레르기만으로 설명할 수가 없다. 제III형 알레르기나 제IV형 알레르기도 관여하는 것으로 보인다.

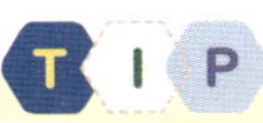

① 호염기구(basophil), 비만세포(mast cell)

말초혈액 속을 순환하는 호염기구가 조직에 들어간 것이 비만세포이다. 그러므로 이 2가지는 같은 것이라고 생각하자. 호염기구는 과립구의 하나이다. 과립을 갖기 때문에 과립구라고 하지만, 호염기구의 과립 속에는 히스타민(histamine)을 비롯한 화학물질이 가득 들어 있다.
호염기구와 비만세포의 막 표면에는 Fc 수용체를 매개로 하여 IgE 항체가 결합하고 있다.

② 화학매개체

대표적인 것으로는 히스타민과 류코트리엔(leukotriene : LT)이다. 모두 IgE 항체에 알레르기항원이 결합했을 때 비만세포로부터 방출된다. 히스타민, 류코트리엔의 공통된 생리작용은 다음과 같다.

- **기도수축**
- **모세혈관 확장**
- **모세혈관투과성 항진**
- **기도점액분비 항진**

이 생리작용을 기억해 두면, 제I형 알레르기증상에 대해서 이해가 깊어진다.

류코트리엔에는 몇 개의 아형이 있다. 또 다른 화학매개체로서 prostaglandin D2(PGD2), 혈소판 활성인자(platelet activating factor : PAF)가 있다(**표 3-2**).

③ 즉시(immediate)형 알레르기

IgE 항체를 보유하고 있는 사람에게 알레르기항원을 피내에 주입했을 때에는 “즉시”반응을 보인다. 주사를 맞은 중심부에 팽진(wheal)이 발생하고 그 주위에 홍반(erythema)이 나타난다. 이 반응은 15~30분에 최고에 달하고 1시간 정도 지나면 없어진다. 이와 같이 분 단위로 일어나는 면역반응을 “즉시형” 알레르기반응이라고 한다.

팽진과 홍반은 다음과 같이 설명할 수 있다.

• 모세혈관 투과성 항진
→ 혈장이 혈관 밖으로 샌다
→ 국소 부종
→ 팽진

• 모세혈관 확장
→ 홍반

여기에서, 히스타민과 류코트리엔의 생리작용이 머리에 떠오른 사람은 공부를 잘하고 있는 사람이다.

④ 아나필락시스(anaphylaxis)형 알레르기

아나필락시스라고 불리는 병태가 존재한다. 이것은 제I형 알레르기를 매개로 하여 발생하기 때문에 제I형 알레르기를 아나필락시스형 알레르기라고 부르는 경우도 있다. 아나필락시스에 관해서는 나중에 설명하겠다.

⑤ Killer 세포(K세포)란?

림프구의 일종으로, 면역학(p.12)에서 이름만 등장했었다. T세포도 B세포도 아닌 이 세포는 CD4도 CD8도 가지고 있지 않다. 가지고 있는 것은 항체의 Fc 부분에 대한 수용체(receptor)이다.

이 K세포가 항체와 결합한 세포를 죽인다. 호중구나 대식세포(macrophage)가 항체와 결합한 물질을 먹는 것과 마찬가지로 K세포가 죽이는 것이다.

K세포에 의한 세포손상 기전을 ADCC(antibody dependent cell mediated cytotoxicity, 항체의존세포매개세포독성)라고 한다.

화학매개체	생산세포	민무늬근 수축	기도상피 손상	혈관투과성 항진	점액분비	세포동원	지각신경 자극
히스타민	비만세포, 호염기구	+	+	+	+	+	++
LTC4, D4, E4	비만세포, 호염기구, 단핵구, 대식세포, 호산구	+++	−	++	++	−	++
PGD2	비만세포, 대식세포, 혈소판	++	?	+	+	+	++
PAF	비만세포, 호염기구, 대식세포, 단핵구, 호중구, 호산구	++	++	++	+	+++	+
LTB4	호염기구, 호중구, 대식세포, 단핵구, 상피세포	±	−	−	−	+++	−
MBP (major basic protein)	호산구, 호염기구	−	+++	−	?	?	?

[표 3-2] 대표적인 화학매개체와 그 작용

2. 제 II 형 알레르기 Cytotoxic type

세포나 조직에 항체가 결합함으로써 2차적으로 발생하는 조직장애를 제II형 알레르기라고 한다. 장기 특이적 자가면역 질환은 이 형태에 의해 발생하는 것이 많다.

그럼 기전에 대해서 살펴보자.

공통적으로 말할 수 있는 것은, 우선 첫 번째로 항체가 결합한다는 것, 그리고 항체가 결합한 세포, 조직이 손상을 받는다는 것이다. 따라서 제II형 알레르기를 세포손상형, 세포독성형, 세포용해형이라고도 한다. 다음으로 대표적인 질환을 기억해 두자.

다음을 보면 장기특이적인 자가면역 질환의 대부분이 제II형 알레르기에 포함되어 있다는 것을 알 수 있을 것이다.

대표적인 질환

- 용혈빈혈(예: 자가면역 용혈빈혈〈AIHA〉)
- Rh인자 부적합 임신
- 특발성 혈소판감소자색반(ITP)
- Goodpasture 증후군
- 수포성 유사천포창(bullous pemphigoid)
- 보통 천포창(pemphigus vulgaris)
- 만성 갑상선염(하시모토병)
- 용혈성 수혈반응(예: ABO 부적합 수혈)
- 장기이식 아급성 거부반응

제II형 알레르기의 아형으로는 다음과 같은 것이 있다. 갑상선기능 항진증(Basedow병, Graves병)이나 중증 근무력증(myasthenia gravis)으로 대표되는 것으로, 항수용체항체(anti-receptor Ab)가 수용체에 결합한 결과, 수용체의 기능을 항진시키거나 억제한다. 이들 질환에는 세포장애라는 개념이 없다. 이 아형을 독립시켜 제V형 알레르기로 취급하기도 한다.

항수용체항체(anti-receptor Ab)에 의한 질환

- Graves병(항TSH수용체 항체)
- 중증 근무력증(항아세틸콜린수용체 항체)

3. 제III형 알레르기 Immune complex type

항원항체복합체(Ag - Ab complex), 즉 면역복합체(immune complex)에 의해 발생한 조직손상반응을 제III형 알레르기라고 한다. 일명, 면역복합체형이라고도 한다.

혈액 속을 흐르는 면역복합체는 그물내피계통(RES)의 대식세포에 의해 처리되고 있지만, 그 처리능력에는 한계가 있다. 따라서 면역복합체가 너무 많을 때에는 다 처리되지 못한 면역복합체가 조직에 침착된다. 제III형 알레르기 질환에서는 신장이 침범당하는 경우가 많다. 신장은 혈액의 여과장치(필터)이기 때문에 신장에 혈중의 면역복합체가 침착하면 알레르기 반응이 일어난다는 것은 당연하다고 할 수 있다.

그 기전에 대해 살펴보자.

면역복합체는 보체를 활성화시킨다. 보체 활성화의 결과 다음과 같은 작용이 일어난다.

- 세포막의 손상(구멍을 뚫는다)
- 호중구를 불러들여 활성화한다.
- 호염기구, 비만세포에서 화학매개체를 유리시킨다.

또 면역복합체는 혈소판 응집을 일으키기 때문에, 국소에 미세혈전을 생성시켜서 허혈을 일으키므로 조직괴사를 초래한다.

이런 반응은 생체에 있어서 마이너스밖에 되지 않는다. 이상과 같은 것도 "변성반응" 곧, "알레르기"라고 할 수 있다.

대표적인 질환

- 연쇄상구균 감염 후의 급성 사구체신염/토리콩팥염(poststreptococcal glomerulonephritis〈PSGN〉)
- 막성증식성 사구체신염(membranous glomerulonephritis 〈MGN〉)
- 루푸스 신장염(Lupus nephritis)
- 과민성 폐장염(hypersensitivity pneumonitis)
- 혈청병(serum sickness)
- 결절다발동맥염(polyarteritis nodosa)
- 알레르기성 육아종성 혈관염(allergic granulomatous vasculitis)
- 만성 류마티스관절염(chronic RA)

여기에는 신장질환이 3가지 있는데, 이것들은 혈중보체가가 감소하는 질환으로서 기억해 두자.

4. 제IV형 알레르기 Delayed cell-mediated type (지연세포매개반응)

지금까지의 제I~III형 알레르기는 항체가 관여하는 병태였다. 그러나 이 제IV형 알레르기는 항체가 관여하지 않는다.

그럼, 제IV형 알레르기의 대표적인 투베르쿨린(tuberculin) 반응을 예로 들어 자세히 설명해 보기로 하자. 투베르쿨린 반응은 결핵균에 대한 면역이 있는 사람에게서 나타나는 반응이다.

우리들의 대부분은 BCG(소에게 감염되는 항산균을 약독화시킨 것)나 결핵균(사람 결핵균)에 감염되었던 경험을 가지고 있다. 면역계는 이 경험을 살려, 다음번의 감염에 대비해 결핵균에 잘 반응하는 CD4양성 T세포를 memory T세포로서 남겨둔다. 그리하여 다음번에 결핵균이 다시 침입했을 때에는 결핵균에 반응성이 높은 memory T세포가 증식하여 모두 힘을 합쳐서 결핵균을 제거해 버린다.

그럼, 투베르쿨린 반응이란 무엇인가?

정제 투베르쿨린 단백/PPD(purified protein derivative of tuberculin)를 피내에 주사하여 그 반응을 보는 것이 투베르쿨린 반응이다. PPD란 사람의 결핵균을 특수한 배양지에서 배양해서 면역반응에 관계있는 단백질만을 정제한 것이다.

PPD 피내주사에 의해 다음과 같은 반응이 일어난다.

PPD 피내주사

→ 피부의 Langerhans 세포가 PPD를 먹는다.
→ 항원제시
→ 결핵균에 반응하는 memory T세포(CD4 양성)가 심사
→ 판결은 비자기(결핵균의 침입으로 착각)
→ 근처의 대식세포(macrophage)를 활성화시킨다.
→ 각종 사이토카인을 방출
→ 발적, 경화(induration)

TIP

호중구를 끌어들여 활성화시키는 것

면역복합체가 보체를 활성화시키고, 호중구를 끌어들여 활성화시켜 그 호중구가 면역복합체를 처리하는(먹는다) 것은 매우 좋은 일이다. 그러나 호중구는 면역복합체를 먹을 뿐만 아니라 단백질분해효소도 방출한다. 일반적으로 면역복합체와 표적세포는 가깝기 때문에, 면역복합체의 근처에서 단백질분해효소를 방출하면 그것이 표적세포에 적중되어 표적세포를 죽일 수 있다. 그러므로 단백질분해효소를 방출하는 것은 의미있는 일이다. 그러나 면역복합체 단독에 대해서 단백질분해효소를 방출하면 적중시킬 표적세포가 없어 힘을 주체하지 못한 단백질분해효소는 정상 세포를 손상시키게 된다(그림 3-2).

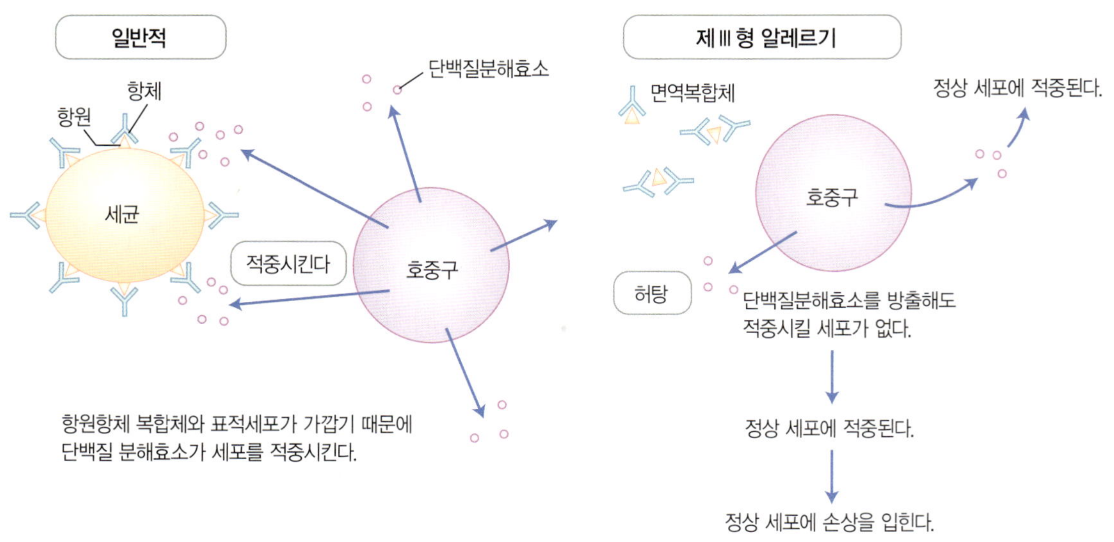

[그림 3-2] **단백질분해효소**

투베르쿨린 반응이란, helper T세포(Th1)와 대식세포(macrophage)가 중심이 되는 세포면역 반응 그 자체이다.

투베르쿨린 반응의 양성, 음성은 다음과 같은 정보를 준다.

① 투베르쿨린 반응 양성(발적, 경화가 발생한다)
→ 결핵균에 대한 세포면역이 있다.

② 투베르쿨린 반응 음성(발적, 경화가 일어나지 않는다)
→ 결핵균에 대한 세포면역이 없다.
→ 결핵균 노출로 감염될 우려가 있다.
→ BCG 접종을 해서 세포면역을 키운다.

③ 투베르쿨린 반응이 양성에서 음성으로 바뀌었다

→ 결핵균에 대한 세포면역은 평생면역으로서 보통은 일생 동안 유지되기 때문에, 이와 같은 경우는 사르코이드증(sarcoidosis) 또는 세포면역이 감소된 상태를 의미하여, 후천면역결핍증을 의심해야 한다.

④ 투베르쿨린 반응이 음성에서 양성으로 바뀌었다

→ BCG 접종 후에 일어나면 문제가 없다. 그렇지 않은 경우에는 최근에 결핵균에 감염되었을 가능성이 있다.

→ 정밀검사가 필요하다.

대표적인 질환

- 투베르쿨린 반응, 결핵
- 알레르기 접촉피부염(allergic contact dermatitis)
- 나병
- 사르코이드증
- 장기이식 급성 및 만성 거부 반응

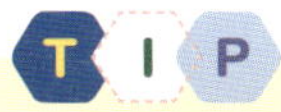

지연형 알레르기 VS 즉시형 알레르기

PPD 피내 주사로부터 발적, 경화가 발생할 때까지는 약 24~48시간이 소요된다. 일반적으로 제Ⅳ형 알레르기는 항원 노출로부터 증상 발현까지 시간이 걸리기 때문에 지연형 알레르기라는 별명을 갖고 있다.

왜 시간이 걸리는가 하면, 항원제시세포가 항원을 먹고 분해하는 과정이 필요하기 때문이다. 그에 비해 즉시형 알레르기는 항원제시 과정이 없다.

- **지연형 알레르기**
  제Ⅳ형 알레르기
  24~48시간
  대표적인 검사는 투베르쿨린 반응

- **즉시형 알레르기**
  제Ⅰ형 알레르기
  15~30분
  피부 테스트(Scratch test, prick test)

플 러 스 코너

1. 알레르기의 역사

1) Reagin이란?

제I형 알레르기를 공부하면서 꼭 나오는 것이 reagin이다. 한 마디로 하면, reagin=IgE이다. 50년 전까지만 해도 IgE란 존재조차 모르고 있었다. 제I형 알레르기의 원인이 혈청 속에 있다고 하는 것은 알려져 있었지만 그것이 무엇인지 몰랐기 때문에, 반응체라는 의미를 갖는「reagin」이라는 단어를 붙여 두었던 것이다. Reagin이 미지의 면역글로불린이라는 것을 보고한 사람은 일본사람 이시자카로, 1966년의 일이다. IgE를 reagin이라고 부르는 것은 구시대의 흔적이다.

2) Arthus 반응, Arthus 현상이란?

1903년에 Arthus, N.M.이 발견한 반응이다. Arthus는 토끼의 피부에 말의 혈청을 반복해서 주사했더니, 그 부위에 발적이 일어나고 궤양이 형성되는 것을 발견하였다. 말의 혈청 속에는 토끼에게 이물질이 되는 단백질이 많이 존재한다.

토끼의 피부에 이물질을 주입하면, 토끼의 항체가 말의 혈청단백질과 면역복합체를 형성하여 피하에 침착된다. 그 후, 발생하는 것은 제III형 알레르기에서 설명한 바와 같다. 이상의 일련의 반응, 현상을 Arthus반응 · 현상이라고 한다. Arthus의 공적을 기려서 제III형 알레르기를 Arthus형 알레르기라고 하기도 한다.

3) 혈청병(Serum sickness)이란?

1890년에 von Behring, E.와 호쿠리가 디프테리아 및 파상풍의 치료혈청(독소에 대한 중화항체)을 개발하였다. 그러나 사용한 혈청이 이종혈청(말에서 추출해 만든 혈청)이었기 때문에, 때때로 두드러기(urticaria), 발열, 관절통, 림프절 종창, 발진, 가려움 등을 유발하였다. 이 병태를 혈청병이라고 한다. 즉, 원인은 이종단백질 등 외부에서 침입한 항원에 의해 면역복합체가 형성되는데 이때 다량의 항체가 형성되면 일시적인 혈청병을 일으켜 위와 같은 증상들을 나타내는 것이다. 이것도 제III형 알레르기로 설명할 수 있다.

3 알레르기 검사법

1. 문진

알레르기의 원인이 되는 allergen(알레르기항원)을 분별하는 것은 매우 중요하다. 왜냐하면, 환자를 allergen으로부터 격리시킬 수 있다면 알레르기로부터 해방시킬 수 있기 때문이다. 여기에서 말하는 문진은, allergen을 식별하기 위한 가장 중요한 검사라고 할 수 있다.

1) 가족력

알레르기성 질환은 유전성이 있다. 가족이나 근친자가 알레르기 질환을 앓고 있는 경우가 많기 때문이다. 기관지천식, 알레르기비염, 두드러기 등에서는 가족력을 반드시 물어야 한다.

2) 증상과 계절

꽃가루알레르기는 특정 식물의 꽃가루가 날아다니는 시기에 증상이 나타나기 때문에, 언제 증상이 나타났는지 물어보아야 한다. 그러나 집먼지진드기가 원인인 경우에는 계절에 관계가 없이 증상이 나타난다.

3) 애완동물의 유무

개나 고양이의 털, 새의 깃털 등이 allergen이 되는 경우도 많다.

4) 음식

영유아에게는 계란, 우유, 콩, 성인에게는 곡류, 어류, 새우, 게 등이 allergen이 되는 경우가 있다. 또 메밀이나 망고, 키위 등의 과일에 의해서도 심한 반응을 일으킬 수 있다는 것이 잘 알려져 있다.

5) 금속

금속 알레르기는 알레르기 접촉피부염을 말한다. 의치의 유무, 안경, 벨트, 귀걸이, 반지 등의 액세서리의 유무를 확인하여 원인이 되는 금속을 예상한다.

6) 직업

직업과 관계된 수많은 알레르기가 알려져 있다. 대표적인 것으로는 밀가루로 인해 발생하는 제빵공의 천식, 양잠업자의 천식, TDI(toluene diisocyanate: 우레탄 제조, 자동차 도장에 사용함)에 의한 천식 등이 있다.

2. 피부 테스트 : 제I형 알레르기 검사

피부에 바늘로 작은 상처를 내고 allergen이 들어 있는 액체를 떨어뜨리는 것이 피부테스트이다. 이런 검사법에는 긁은자국검사(scratch test), 특이도가 높은 단자시험(prick test), 위양성이 많지만 민감도가 높은 피내시험(intradermal test)이 있다. 판정은 15분 후에 내린다. 발적이 아닌 팽진이 출현하는 것이 의미 있다. 양성 대조로 히스타민(단자시험은 1mg/ml, 피내시험은 0.1mg/ml)을 사용하고 음성 대조로 생리식염수를 사용한다. 팽진의 장경과 그에 수직인 직경 길이의 평균으로 Allergen/Histamine 비를 계산해 1보다 클 경우 임상적 의미가 있다(표 3-3). 피부그림증(dermographism)에서 위양성, 항히스타민제 복용 시 위음성이 나올 수 있다.

Allergen/Histamine ratio < ½	+1
½ ≤ Allergen/Histamine ratio ≤ 1	+2
1 < Allergen/Histamine ratio < 2	+3
2 ≤ Allergen/Histamine ratio	+4

[표 3-3] Allergen/Histamine 비

원래 증상이 심한 경우, 이 검사로 알레르기증상과 똑같은 증상이 나타날 수 있기 때문에 수액 루트를 확보하고 의사의 입회 아래 실시한다.

3. RAST Radioallergosorbent test : 제I형 알레르기 검사

이것은 IgE 항체의 측정에 사용되는 방법이다. 특정의 allergen에 대한 IgE를 측정한다.

[원리] (그림 3-3)

① 여과지 원반에 allergen을 떨어뜨린다.
② 여기에 환자 혈청을 반응시킨다.
③ IgE를 비롯해, 다른 유형의 항체(IgG 등)도 항원에 결합된다.
④ 125I로 표지된 항IgE항체를 반응시킨다.
⑤ 방사능을 측정하여 표준혈청과 비교한다.

표준혈청과 비교하여 방사능이 높은 경우는 검사에 사용한 allergen과 반응하는 IgE가 많다는 증거이다.

RAST 측정에는 여러 가지 항목이 있다.

• 집먼지진드기

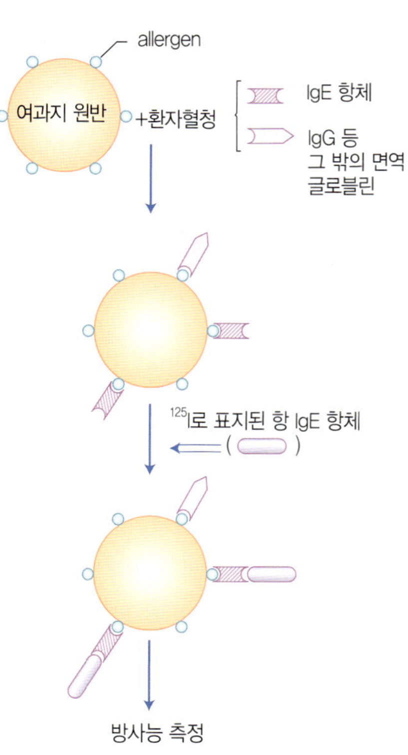

[그림 3-3] RAST의 원리

- 곰팡이
- 나무의 꽃가루
- 목초 및 잡초의 꽃가루
- 곤충, 기생충
- 동물상피
- 음식물
- 약품

이와 같은 항목에서 다시 세분화되어 있어 상당히 자세하게 조사할 수가 있다.

결과는 score로 나타내며, 0~6으로 표현한다(수치가 높을수록 allergen으로서 반응이 나타나기 쉽다).

4. 지연형 피부반응 : 제 Ⅳ 형 알레르기 검사

피내에 항원을 함유한 액체를 주사하고 반응을 본다. 양성의 경우, 24~48시간 내에 발적, 경화가 일어난다. 앞에서 말한, 투베르쿨린 반응이 대표적인 것이다.

5. 첩포시험 Patch test : 제 Ⅳ 형 알레르기 검사

접촉피부염에 사용하는 검사법이다. 건강한 상태의 피부(팔 안쪽이나 등)에 조사하고 싶은 물질을 묻힌 천을 24~48시간 붙여둔다. 떼어낸 직후와 그로부터 24시간 후에 판정한다. 확연한 홍반, 수포가 접착부위에 나타나면 양성으로 판정한다. 대조하는 데에는 생리식염수나 바셀린이 사용된다. 물질에 따라서는 자극성이 있어 홍반이 생기는 경우가 있다. 그런 경우에는 농도를 바꾸어 가며 반응이 나타나는 정도를 본다. 농도를 묽게 해서 음성이면 자극성, 농도를 묽게 해도 양성이면 알레르기성으로 판정한다.

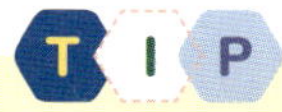

RIST와 RAST

I형 알레르기 검사에는 방사성 동위원소(radioisotope)를 이용한 방사면역측정(radioimmuno assay)에 의한 RIST법과 RAST법이 있다.

- **RIST법(Radioimmunosorbent test)**

  RIST법은 혈청 속의 총IgE 수치를 측정하는 것으로, 아토피 체질의 강약 판정 등에 이용한다.

- **RAST법(Radioallergosorbent test)**

  RAST법은 특정 항원에 대한 특이적 항체를 측정하는 것으로, 알레르기유발물질 검색 등에 이용한다. RAST법은 CAP법이나 MAST법 등 개량된 것들이 실제로 이용되고 있다.

플러스 코너

2. 알레르기 검사

알레르기의 진단으로는 문진(가족력, 발병연령, 계절, 주거환경, 직업, 감염) 진찰에 추가하여 다음과 같은 검사를 실시한다.

제I형에서의 보조시험이란 알레르기 유무 판정이나 치료효과 판정에 이용하는 검사를 말한다.

<table>
<tr><td rowspan="7">제I형</td><td rowspan="2">보조
시험</td><td colspan="2">• RIST</td><td>· 방사성 동위원소를 이용해 혈청 총IgE 수치를 측정한다.</td></tr>
<tr><td colspan="2">• 호산구·호산구 유래 단백(ECP) 측정</td><td>· 가래나 콧물 속의 호산구 비율이나 호산구 유래 단백량을 측정한다.</td></tr>
<tr><td rowspan="5">allergen의
검색</td><td colspan="2">• RAST</td><td>· 방사성 동위원소를 이용하여, 특정 allergen에 대한 IgE 수치를 측정한다.</td></tr>
<tr><td colspan="2">• 히스타민 유리 테스트</td><td>· 환자에게서 얻은 비만세포나 호염기구에 특정 allergen을 반응시켜 히스타민 유리의 유무와 정도를 본다.</td></tr>
<tr><td rowspan="2">피부
테스트</td><td>• 긁은자극검사(Scratch test)
• 단자시험(Prick test)</td><td>· 인위적으로 환자의 피부에 상처를 내어, 항원액과의 반응을 본다.</td></tr>
<tr><td>• 피내시험(Intradermal test)</td><td>· 저농도 항원액을 피내에 주사하여 반응을 본다.</td></tr>
<tr><td colspan="2">• 유발 테스트</td><td>· 환자의 병태에 따라 흡입이나 음식물 부하, 눈과 코의 점막 부하 등의 직접적인 항원자극을 주어 반응을 본다.</td></tr>
<tr><td rowspan="2">제II형</td><td colspan="3">• Coombs 테스트</td><td>· 항인간면역글로불린 항체를 이용하여, 적혈구 응집반응의 유무를 조사한다.</td></tr>
<tr><td colspan="3">• 항체 측정</td><td>· 환자 항체와 예측 항원을 반응시키는 침강반응이나, 효소 표지를 이용해 항체가를 측정하는 ELISA법이 있다.</td></tr>
<tr><td>제III형</td><td colspan="3">• 보체·면역복합체 측정</td><td>· III형에서 혈청 속에서 증가하는 면역복합체나 감소하는 보체를 검출한다.</td></tr>
<tr><td rowspan="3">제IV형</td><td colspan="3">• 첩포시험(Patch test)</td><td>· 피험물질을 정상 피부에 24~48시간 붙인 후, 제거 직후와 다시 24시간 후에 판정한다.</td></tr>
<tr><td colspan="3">• 림프구자극 테스트(LST)</td><td>· 감작 T세포는 항원과 반응하면 유약해져 아세포가 되는 점을 이용해, 특정 항원을 추가해 림프구의 핵산 합성능을 측정한다.</td></tr>
<tr><td colspan="3">• 투베르쿨린 반응</td><td>· 결핵균 항원을 피내 주사하여, 경결·발적의 출현 유무를 본다.</td></tr>
</table>

Ⅳ 알레르기 각론

Ⅳ

제I형 알레르기와 제IV형 알레르기를 중심으로 설명한다. 제II형, 제III형 알레르기에 대해서는 각 해당 항목에서 공부하기 바란다.

 알레르기비염 Allergic rhinitis

전 인구의 약 20%가 앓고 있는 국민병이다. 대기오염이나 생활습관의 변화, 고칼로리의 음식 등 환경의 변화에 의해 발생한다고 알려져 있다.

알레르기비염은 통년성과 계절성으로 분류할 수 있는데, 통년성은 3~7세에서 발병하며, 기관지천식을 동반하기 쉽다. 계절성은 아동기 이후에 발병하며, 알레르기성 결막염을 동반하기 쉽다. 또 알레르기비염은 흡입항원에 따라 꽃가루 알레르기와 집먼지진드기 알레르기로 분류할 수 있는데, 꽃가루 알레르기는 계절성이고 집먼지진드기 알레르기는 통년성이다.

1. 증상과 병태생리

발작성의 **재채기**, **맑은 콧물**, **코막힘**을 3가지 주요 징후로 하는 제I형 알레르기이다**(그림 4-1)**.

Allergen(알레르기항원)이 코점막에 존재하는 호염기구나 비만세포 위의 IgE에 결합하면, 히스타민과 류코트리엔을 유리시킨다.

1) 재채기 Sneezing

히스타민이 코점막의 지각신경(상악신경/위턱신경, 삼차신경의 줄기)말단을 자극한다.

→ 그 자극이 재채기 중추에 전달된다.

→ 미주신경을 원심로로 하여 재채기가 일어난다.

2) 맑은 콧물 Watery rhinorrhea

히스타민에 의한 자극이 혈관운동 분비중추로 전달된다.

→ 부교감신경을 통해서 분비샘을 자극

→ 콧물 분비

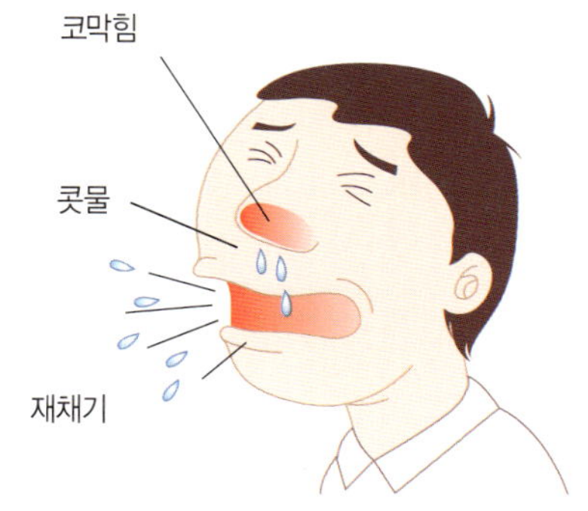

[그림 4-1] 알레르기비염의 증상

3) 코막힘 Nasal block

히스타민, 류코트리엔이 혈관에 작용
→ 모세혈관 확장, 모세혈관 투과성 항진, 호산구의 침윤
→ 혈장성분이 누출되어 코점막 부종을 일으킨다.
→ 코막힘

2. 검사와 진단

1) 문진

증상(재채기, 콧물, 코막힘), 호발시기, 발병연령, 합병증, 가족력이 중요하다(표 4-1). 1주일 이상에 걸쳐 나타나는 증상이 중요하다.

		집먼지진드기알레르기	꽃가루알레르기
호발시기		계절성 없음	꽃가루가 날리는 시기와 일치
발병연령		10대	20대부터
합병증	알레르기 결막염	적다	많다
	기관지천식	많다	적다

[표 4-1] 집먼지진드기알레르기와 꽃가루 알레르기의 차이

2) 호산구

콧물 속에 호산구가 나타나면 알레르기 비염의 진단적 가치가 크다. 그러나 그 의의에 대해서는 아직 밝혀지지 않고 있다.

3) 비경검사 Rhinoscopy 소견

코점막이 팽창(swelling)되고 창백해진다(모세혈관이 확장되기 때문에 코점막이 빨개진다고 착각하지 말 것!). 그 밖에, allergen을 분별하기 위해 RAST나 코점막항원 유발시험을 실시한다.

4) 검사

- 혈청 속 항원특이적 IgE 양성(RAST)
  → 집먼지진드기, 꽃가루 등에 대한 RAST가 높은 수치를 나타낸다.
- 알레르기 피부시험
- 콧물 속 호산구 테스트
  → 호산구가 상승한다.
- 코점막 항원 유발시험

3. 치료

1) Allergen의 제거와 회피

Allergen이 코점막에 들어오지 않도록 하면 된다. 청소를 철저히 하여 집안먼지를 없애거나, 안경이나 마스크를 착용하여 꽃가루에 대처하는것이 가장 근본적인 처치법이다. 세탁물의 취급에도 주의한다.

2) 알레르겐 면역요법 Allergen Immunotherapy

알레르기 질환에서 일반적으로 사용되는 치료법이다. Allergen을 낮은 농도에서 시작하여 서서히 높은 농도로, 또 소량에서 시작하여 대량으로 늘리면서 주사해 가는 치료법이다. 이렇게 함으로써, 그 물질에 대한 과민성을 약화시키는 것이 목적이다. 즉 생체를 allergen에 적응시켜 가는 치료법이다.

알레르겐 면역요법은 반드시 선택되는 치료법은 아니다. 주사의 고통과 경제적 · 시간적 부담과 함께 효과가 반드시 보증되어 있지 않은 점(50% 정도의 증상 개선), 효과 있는 치료약이 많이 개발되고 있는 점 등의 이유로 대상을 좁혀서 실시하고 있다. 약으로 잘 조절되지 않는 알레르기비염과 천식의 진행방지 목적으로 시행하는 경우가 많다.

3) 약물요법

- 항히스타민제
- 항알레르기제
- 항류코트리엔제
- 국소 스테로이드제
- 항콜린제

알레르기 유발물질을 피하는 것이 중요하다.

항히스타민제, 국소스테로이드제, 항류코트리엔제 등 3가지가 중심이 되며, 국소용 항히스타민제를 사용하는 경우도 있다. 중증의 예에서는 단기간 스테로이드 내복도 병용한다.

특이적 면역요법으로 원인 항원엑기스로 치료하는 경우도 있다(진드기 알레르기와 꽃가루 알레르기에 유효).

4) 수술요법

점막하비갑개절제술/점막밑코선반절제술(submucous turbinectomy), 선택적 신경절단술이 있다. 하비갑개/코선반뼈를 지배하는 신경을 절단한다. 3가지 증상 모두 개선된다.

알레르기비염 핵심정리

병태생리로 보는 알레르기비염

알레르기비염은 전 인구의 약 20%가 앓고 있는 국민병으로, 제 I 형 알레르기이다.
알레르기비염은 통년성과 계절성으로 분류할 수 있는데, 통년성은 3~7세에서 발병하며, **기관지 천식**을 동반하기 쉽다. 계절성은 아동기 이후에 발병하며, **알레르기성 결막염**을 동반하기 쉽다.

병 인	• 대기오염 • 생활습관의 변화 • 고칼로리의 음식
병 태	• 통년성 알레르기비염 : 3~7세에서 발병, 기관지천식을 동반하기 쉽다(집먼지진드기 알레르기). • 계절성 알레르기비염 : 아동기 이후 발병, 종종 알레르기성 결막염 동반(꽃가루 알레르기)
증 상	**3가지 주요 징후(제1형 알레르기)** • 발작성의 재채기 – 히스타민이 코점막의 지각신경 말단을 자극한다. – 미주신경을 원심로로 하여 재채기가 일어난다. • 맑은 콧물 – 히스타민에 의한 자극이 혈관운동 분비중추로 전달된다. • 코막힘 – 히스타민, 류코트리엔이 혈관에 작용 – 모세혈관 확장, 모세혈관 투과성 항진, 호산구의 침윤 – 혈장성분이 누출되어 코점막 부종을 일으킨다.

IV

진 단 및 검 사	• 문진 : 1주일 이상에 걸쳐 나타나는 증상, 호발시기, 발병연령, 합병증, 가족력 등 • 비경검사 소견 : 코점막이 팽창되고 창백해진다. • 검사 – 혈청 속 항원특이적 IgE 양성(RAST) – 알레르기 피부시험 – 콧물 속 호산구 테스트 – 코점막 항원 유발시험

치 료	• 마스크 착용, 집안먼지 청소 • 알레르겐 면역요법 • 약물요법 : 항히스타민제, 국소스테로이드제, 항류코트리엔제, 항콜린제 • 수술요법 : 점막하비갑개절제술(submucous turbinectomy), 선택적 신경절단술

2 두드러기 및 혈관부종

1. 정의

1) 두드러기 Urticaria

두드러기는 제I형 알레르기가 원인으로 발생하는 것과 비특이적 자극에 의해 발생하는 것이 있다. 주로 상부진피(upper dermis)에 국한해서 나타나는 부종(wheal)으로 경계가 뚜렷하며 대부분 심한 소양증/가려움증을 동반한다. 부종(wheal) 주위로 혈류 증가에 의한 홍반(erythema)이 동반되며 누르면 하얗게 된다. 두드러기가 나타나는 것은 즉시 과민반응(immediate hypersensitivity reaction)이 진행 중임을 나타내는 것이다. 매우 흔한 질환으로 전체 인구 10~20%가 한 번쯤 경험한다.

발생 원인에는 감염, 약제, 꽃가루, 식품, 식품첨가물, 접촉물질, 독소, 기계적 자극, 일광, 한랭, 자가면역 등 여러 가지가 있지만 대부분은 원인불명이다. 4주 이내에 호전되는 것을 급성 두드러기, 6주 이상 지속되는 것을 만성 두드러기라고 한다. 급성인 경우에는 성문폐쇄, 기도폐쇄, 설사 등의 소화기증상이 나타나는 경우가 있는데 이때에는 아나필락시스에 준한 치료가 필요할 수 있다.

2) 혈관부종 Angioedema

하부진피(dermal) 또는 피하층(subdermal)에 나타나는 부종(extravasation)이다. 피하 지방을 포함하는 피부의 깊은 곳에서 생기며, 국소적 non-pitting edema의 형태로 나타나는 피부소견을 말한다.

대부분 가려운 두드러기(urticaria)와는 달리, 소양증은 드물다.

두드러기와 혈관부종은 일시적인 것이 특징으로 수 분에서 수 시간 내에 발생하여 최고에 이르고 수 시간에서 수일 내에 피부에 흔적을 남기지 않고 사라진다. 두드러기(urticaria)가 사지와 얼굴에 호발하는 데 반해, 혈관부종(angioedema)은 입술, 눈주위, 생식기 등에 호발한다. 상기도에 혈관부종이 발생하면 기도폐쇄를 일으켜 생명이 위험할 수도 있다.

- Acute urticaria ± angioedema(약 1/3): 발병기간 6주 미만, 대부분 원인이 있음
- Chronic urticaria ± angioedema(약 2/3): 6주 이상 지속, 중년 여성에 호발, 대부분 특별한 원인이 없음(idiopathic)

2. 두드러기의 분류

1) 피부묘기증/피부그림증 Dermatographism

피부를 가볍게 긁거나 비비는 등의 경미한 기계적 자극 2~5분 후에 선모양 부종(linear edema)과 홍반(erythema)이 생기며 이어서 창백반응(blanching reaction)이 나타난다.

전체 인구의 1~4%에서 나타나는 가장 흔한 두드러기로 일부는 반응이 너무 심해 증상에 대한 치료(항히스타민제)가 필요하다. 일부에서는 환자의 혈장에 의해 수동전달(passive transfer)이 된다.

유병률은 1~4%이고 20~30대에 최고조에 달하며 평균 유병기간은 5년 미만이다. 아토피 체질과는 무관하다.

IV

2) 압력두드러기 Pressure urticaria

압력을 받는 부위에 두드러기가 발생한다.

3) 콜린두드러기 Cholinergic <or generalized heat> urticaria

땀 나는 운동을 하거나 뜨거운 물 목욕이나 샤워 등 심부체온이 증가하는 경우에 발생한다. 1~2mm의 작은 홍반성 팽진(wheal)과 넓은 부위의 홍반이 발생한다. 얼굴, 목, 가슴부분에서 발생하는데 주로 목부위에 생기는 것이 특징이다.

팽진은 가려움보다는 따끔거림을 동반하며, 대개 30~60분 뒤 사라진다.

유발인자는 운동, 열(예: 온수욕), 뜨겁거나 매운 음식, 정신적 스트레스 등이며 심부체온(core body temperature)이 반드시 상승한다.

이것은 피부혈관(cutaneous vessels)에 아세틸콜린과 VIP 등의 신경펩티드(neuropeptide)를 방출하는 부교감신경계통(parasympathetic nervous system)의 자극 때문(IgE와 관계없음)이다.

(1) 진단

① 유발검사(체온 올리는 자극 ; 온수욕, 운동) : 거의 100%에서 (+)으로 나타난다.

② Cholinergic agent(주로 methacholine)의 피내주사(Methacholine intradermal test): 30~50%에서 (+)으로 나타난다.

(2) 치료

Hydroxyzine(1세대 항히스타민제)으로 치료하며 반응이 없으면 danazol을 사용한다.

열에 노출된 후 증상이 나타나는 군의 특징은 큰 병변이 나타난다는 것과 운동과 관련이 없다는 것, 그리고 hydroxyzine에 대한 반응 감소 등이다.

4) 운동유발 아나필락시스 Exercise-induced anaphylaxis

드문 질환으로 젊은 연령에서 발생하며, 약 50%에서 아토피 질환을 동반한다.

운동 시작 5~30분 뒤 두드러기(10~15mm)가 발생하여 1~3시간 지속된다. 심한 경우는 아나필락시스 반응도 발생(예: 구역, 구토, 호흡곤란, 의식소실)한다.

식품이나 전에 감작되었던 항원 등이 제2의 유발원인이 되는 경우도 있다(food-dependent).

운동 전에 β-agonist 또는 비만세포 안정화물질(mast cell-stabilizing agent ; cromolyn sodium)을 투여하면 예방할 수 있다.

아나필락시스에 대한 응급치료(예: 에피네프린, 항히스타민제, 스테로이드)를 실시한다.

콜린두드러기(cholinergic urticaria)와의 차이

- 심부체온(core body temp.)이 상승해도(예: 온수욕) 두드러기는 생기지 않는다.
- 두드러기의 크기가 좀 더 크다(10~15mm).
- 혈관허탈(의식소실)까지 발생할 수 있다.
- Methacholine intradermal test가 음성이다.
- 항히스타민제에 반응하지 않는다.

5) 한랭두드러기 Cold urticaria

추위에 노출되면 두드러기나 혈관부종이 생기고 찬물에서 수영 시 저혈압(hypotension)이 발생할 수 있다. 또 비만세포탈과립(degranulation)과 히스타민 유리가 관찰되며 어떤 경우에는 혈액의 히스타민이 상승한다.

한랭노출(cold exposure) 후 따뜻하게 하면 탈과립(degranulation)이 심해진다.

① 진단

• 얼음조각시험(ice cube test)

피부에 얼음조각을 5분간 놓았다가 제거하면 얼음조각 모양으로 하얗게 된 후 홍반성 발적(erythematous flare)에 둘러싸인 부종(edema)이나 발진(wheal)이 발생한다.

② 치료/예방

Cyproheptadine이 선택약제이다(간혹 hydroxyzine 추가).

Cryoglobulin, cryofibrinogen 등 병적인 글로불린(pathologic globulin)과도 관련이 있다.

6) 일광두드러기 Solar urticaria

태양광선에 노출 후 수 분 이내에 발생하며, IgE 의존성 메커니즘에 의해 발생한다.

7) 수인성 두드러기 Aquagenic urticaria

온도에 관계없이 물만 닿아도 두드러기가 생긴다.

8) 라텍스 알레르기 Latex allergy

라텍스는 고무나무(Hevea brasiliensis)즙의 성분, 복합단백으로 구성되어 있으며 다양한 의료용구에 포함되어 있는 고무 제품이 문제가 된다(예: 장갑, 탄력붕대, 카테터, 튜브, 백 마스크).

예방을 위해서 라텍스가 함유되지 않은 제품을 사용한다.

9) 만성 두드러기 Chronic Urticaria

두드러기가 6주 이상 지속되는 경우를 말하는데 중년 여성에게서 흔히 발생하며 전신질환을 동반하는 경우가 많다.

원인 물질을 밝히기가 매우 어려우며(75%가 idiopathic) IgE가 보통 정상이다.

(1) 치료

① H_1항히스타민제(제1선택약)

졸음현상이 문제가 되나 계속 사용하면 괜찮아진다. 졸음이 올 때까지 용량 증가 후 조금 감량한다.

2세대 항히스타민제(예: loratadine, cetirizine, ebastine, ketotifen)도 똑같이 효과적이다. 효과가 부족하면 H_2 억제제(예: ranitidine)도 추가로 고려한다.

② Doxepine, nifedipine도 효과적이다.

③ 글루코코르티코이드는 최후에 사용한다.

10) 진동성 맥관부종 Vibratory angioedema

콜린두드러기와 연관된 후천성 질환으로 원인을 알 수 없거나 직업적으로 진동에 수년간 노출되는 경우에 발생한다.

3. 혈관부종의 분류 및 치료

1) 유전성 혈관부종 Hereditary angioedema, HAE = C1 esterase inhibitor[C1-INH] def.

대개 상염색체 우성유전으로 C1 억제제가 결핍(85%)되거나, C1 억제제의 기능장애로 인해 브래디키닌 생성이 증가하고 이로 인해 혈관투과성이 증가되면 혈관부종이 야기된다. 10~25%는 가족력이 없다(자연돌연변이).

(1) 임상증상

① 피부부종 : 얼굴, 팔다리, 생식기에 호발(홍반, 소양증/가려움증, 통증은 동반되지 않음)한다. 눌러지지 않으며 가만히 있을 때 발생했다가 저절로 사라진다.

② 후두부종 : 기도폐쇄를 일으켜 주요 사망원인이 된다.

③ 장관부종(장폐쇄) : 급성 복통을 일으키며 심하면 저혈압(hypotension)과 쇼크가 일어난다.

④ 소양증이나 두드러기는 동반되지 않는 것이 특징이다.

(2) 유발인자

가벼운 외상(예: 발치, intubation), 심한 운동, 고온, 생리, 스트레스, 불안 등

(3) 검사 및 진단소견

① 40세 이전에 발병하며 가족력이 있다.
② C4(complement 활성화의 maker) 저하 : screening test
③ C2 저하(acute attack 동안), C1q와 C3는 정상
④ C1 - INH 정량검사 및 기능검사로 확진한다.
  type I HAE(85%) : C1 - INH level < 30%
  type II HAE(15%) : C1 - INH level은 정상, activity < 30%

2) 후천성 혈관부종 Acquired angioedema

① 수용체에 대한 자가항체의 생성에 의해 후천적으로 발생한다.
② 진단에서 C4 저하, C1-INH 변동 없음, C1 기능 정상이면 확진한다.

3) 혈관부종의 치료

- Purified human C1 inhibitor
- Bradykinin B_2 수용체 길항제
- Kallikrein inhibitor
- C1 inhibitor와 관련된 혈관부종에서는 에피네프린, 항히스타민제, 글루코코르티코이드 등은 거의 효과가 없다.
- 급성 발병으로 후두부종, 기관지수축이 일어날 경우, 에피네프린, FFP(Fresh Frozen Plasma), antifibrinolytics를 사용할 수 있다.

4. 두드러기 및 혈관부종의 진단 및 감별진단

① 열이나 전신증상 · 징후가 있으면 정밀한 검사가 필요하다.
② 선행 질환을 밝히기 위한 검사종류는 다음과 같다.
  - ANA, heterophile, STS, 류마티스인자(rheumatoid factor), 한랭글로불린(cryoglobulin), 한랭섬유소원(cryofibrinogen), 한랭용혈소(cold hemolysin), C4, C1 esterase inhibitor

③ 유전성 혈관부종(hereditary angioedema)은 가족력이 있고 C1 - INH 결핍, C1 정상, C4, C2 감소가 나타난다.

5. 두드러기의 치료 및 간호

① 원인이 있으면 원인을 제거한다.
② 항히스타민제(antihistamines) : 대부분의 두드러기(urticaria)에 효과적이다.
③ 에피네프린(epinephrine) : 중증 급성인 경우에 사용한다.
- 1:1,000의 희석용액 0.2~0.3mL를 피하(subcutaneous)로 투여한다.
- 증상이 조절될 때까지 30분마다 2~3회 사용할 수 있으며 지속성 에피네프린(long-acting epinephrine)도 사용할 수 있다.

④ 글루코코르티코이드(glucocorticoid) : 국소성(topical)은 효과가 없고, 전신성(systemic)은 부작용 때문에 보통 권장되지 않는다.

* 전신성 글루코코르티코이드(systemic glucocorticoid)가 유용한 경우 : 압력두드러기(pressure urticaria), 특발성 혈관부종(idiopathic angioedema)(±urticaria), 다른 치료에 반응이 없는 만성 두드러기(chronic urticaria)

3 아나필락시스 Anaphylaxis

Anaphylaxis라는 말은 ana(=반대) + phylaxis (=방어)로 이루어진 조어이다. 그 의미는 생체의 면역계가 방어하려고 작용하는 것이 반대로 생체에 마이너스 방향으로 작용해 버린다는 것이다.

역사적으로 보면, 이것은 말미잘의 독소실험으로 발견되었다. 처음에는, 말미잘의 독소를 개에게 소량 주사해도 개는 죽지 않았다. 그러나 개가 독소에 대해 매우 민감해지면, 나중에는 극히 미량의 독소를 주사해도 호흡곤란, 설사, 하혈 등의 심한 증상을 일으키며 죽는다는 사실을 발견하였다. 이것을 아나필락시스(anaphylaxis)라고 부르는 것이다.

아나필락시스는 제I형 알레르기이다. 이제 제I형 알레르기라는 말을 들으면, IgE, 즉시형, 비만세포, 호염기구, 히스타민, 류코트리엔을 떠올릴 수 있을 것이다.

1. 원인

아나필락시스에는 좁은 의미의 아나필락시스와 넓은 의미의 아나필락시스가 있다. 좁은 의미의 아나필락시스는 어떤 항원물질이 비만세포나 호염기구 위의 IgE와 결합하여 반응을 보이는, 제I형 알레르기 그 자체인 것이다.

그에 비해, 넓은 의미의 아나필락시스란 IgE를 매개로 하지 않고, 직접 화학매개체를 방출시키는 것이다. 기전에 차이가 있긴 하지만, 최종적으로 일어나는 것은 같기 때문에 임상적으로는 같은 것으로 취급하고 있다.

그럼, 아나필락시스의 원인이 되는 것과 그 기전에 대해서 자세히 살펴보자.

1) 제 I 형 알레르기로서의 Allergen

비만세포, 호염기구 위의 IgE 항체에 반응하는 물질이 아나필락시스를 일으킨다.

- 항생물질(페니실린계, 세펨계)
- 호르몬(인슐린, ACTH)
- 면역치료에 이용하는 allergen(진드기, 진균, 꽃가루)
- 벌독, 뱀독
- 음식물 allergen(계란, 땅콩, 메밀, 우유 등)
- 라텍스(latex)

2) 비스테로이드계 항염증제 NSAIDs

아스피린(aspirin), 인도메타신(indomethacin)은 cyclooxygenase를 억제하여 아라키돈산(arachidonic acid)으로부터 프로스타글란딘(prostaglandin)의 생산을 억제한다. 그 결과, 류코트리엔(leukotriene)의 생산이 증가된다(그림 4-2).

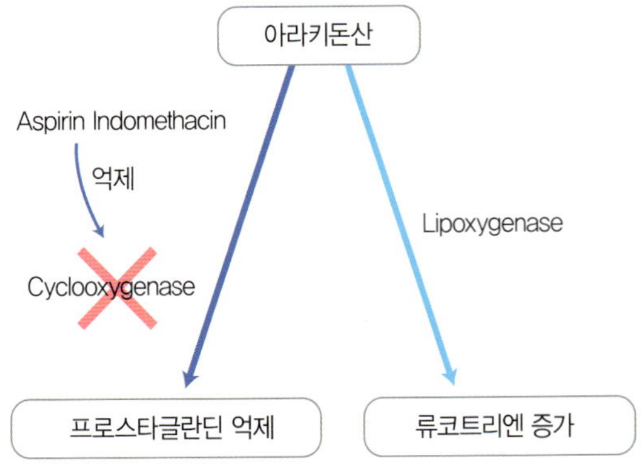

[그림 4-2] 아라키돈산(arachidonic acid)의 대사경로

3) 비만세포나 호염기구에 직접 작용해서 화학 매개체를 유리시키는 것

- 요오드계 조영제
- 국소마취제
- 큐라레(curare)

등 약물이 많지만, 공통적인 것은 히스타민, 류코트리엔을 증가시킨다는 점이다.

2. 병태생리와 증상

히스타민, 류코트리엔이 방출된 후를 살펴보자.
증상은 30분~수 시간 지속된다.

1) 순환기 증상

- 혈관투과성 항진
  → 모세혈관으로부터 혈장성분이 혈관 밖으로 누출
  → 심박출량 저하, 심박수의 증가
- 모세혈관 확장
  → 혈관저항이 내려가고 혈압이 저하되어 아나필락시스 쇼크를 일으킨다.

2) 호흡기 증상

- 혈관투과성 항진
  → 후두 부종
  → 기도 협착
  → 호흡 곤란
- 기도 수축
  → 기도 협착
- 기도점액분비 항진
  → 기도 내 분비물 저류

이러한 원인으로, 호흡곤란, 천명(그렁거림)이 발생한다.

3) 기타

우선, 초기증상으로서 불안감, 발한, 재채기, 두드러기가 있다. 순환기계, 호흡기계 외의 증상으로는 구토, 복통, 설사, 요실금, 대변실금, 경련, 의식소실이 있다.

3. 치료 및 간호

아나필락시스 쇼크(anaphylactic shock)로 인해 몇 분 안에 사망하는 경우가 있기 때문에 빨리 진단하여 즉시 치료를 시작해야 한다.

우선, 반드시 알아두어야 할 치료가 있다.

에피네프린(보스민®)을 피하주사 또는 근육주사한다.

이것을 알고 있으면 아나필락시스 쇼크 환자가 온다고 해도 자신을 갖고 대처할 수 있을 것이다. 에피네프린은 α자극작용인 혈관수축, 승압작용과 β자극작용인 심장자극작용, 기관지확장작용을 가지고 있어, 아나필락시스 쇼크에 매우 유용한 약이기 때문이다.

그 밖의 치료, 처치로는 **수액보충**, **기도확보**, **산소투여 등 쇼크에 대한 응급치료**를 하는 것이다. 우선 기도를 확보하고 산소를 투여한다. 승압약과 수액, 필요에 따라서는 부신피질스테로이드제, 아미노피린이나 항히스타민제 등을 투여한다. 최근에는 휴대용으로 피하주사용 에피네프린이 제품화되어 있다.

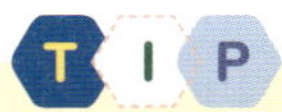

벌독과 쇼크

더운 여름철에, 종종 뉴스 등에서, “○세 남성이 벌에 쏘여 쇼크사했다”는 이야기를 들은 적이 있을 것이다. 일반 사람들은 이러한 뉴스를 들으면 말벌이 너무 무서워 공포에 떤 나머지 쇼크사 했을 것이라고 생각하거나, 아니면 말벌이 얼마나 강한 독을 가지고 있기에 사람이 죽을까 하고 생각할 것이다.

그러나 적어도 의학도라면, 이때, 「아나필락시스 쇼크로 죽은 거로군. 에피네프린만 있었더라면…」 하고 마음 아파해야 한다. 너무 무서워서 가슴이 철썩 내려앉는 것과 쇼크를 같은 것으로 생각한다면 의학도라고 할 수 없을 것이다.

아나필락시스 핵심정리

병태생리로 보는 아나필락시스

아나필락시스(anaphylaxis)라는 말은 ana(=반대) + phylaxis(=방어)로 이루어진 조어이다. 그 뜻은 생체의 면역계가 방어하려고 작용하는 것이 반대로 생체에 마이너스 방향으로 작용해 버린다는 뜻이다. 제 I 형 즉시형 과민반응으로 **항원-항체** 면역 반응이 원인이 발생하는 급격한 전신 반응이다.

IV

병 인	• 비만세포, 호염기구 위의 IgE 항체에 반응하는 물질 – 항생물질 – 호르몬 – 면역치료에 이용하는 알레르겐(진드기, 진균, 꽃가루) – 벌독, 뱀독 – 음식물 알레르겐(계란, 땅콩, 메밀, 우유 등) – 라텍스 • 비스테로이드계 항염증제 • 비만세포나 호염기구에 직접 작용해서 화학매개체를 유리시키는 것 – 요오드계 조영제 – 국소마취제 등

병 태	• 순환기 증상 – 혈관투과성 항진 – 모세혈관 확장 – 빈맥 – 혈압 저하 • 호흡기 증상 – 혈관투과성 항진 – 기도수축 – 기도 내 분비물 저류

증 상	• 호흡곤란, 재채기, 충혈 • 천명(그렁거림) • 불편감, 허약, 절박감 • 혈관부종과 소양성 피부 발진 • 울혈, 콧물, 호흡곤란과 천명음 등(호흡곤란 증후군)

치 료	• 에피네프린(보스민®)을 피하주사 또는 근육주사한다. • 항히스타민제, 코르티코스테로이드 제제 투여 • 수액보충, 기도확보, 산소 투여 등 • 기관 내 삽관, 응급기관절개술 시행 • 필요 시 심폐소생술 시행 • 5분 간격으로 활력 징후 관찰

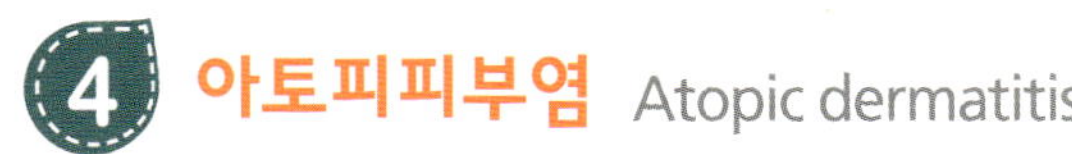

4 아토피피부염 Atopic dermatitis

아토피피부염은 IgE 생산의 항진이나 피부 방어기능 저하 등의 유전적 소인 외에, 알레르기기전 · 환경요인 · 건성피부 등이 복잡하게 얽혀 발병하는 만성 염증성 피부질환이다.

영유아기에는 얼굴을 중심으로 해 습윤경향이 현저하지만, 나이가 들면서 피부가 건조해지고 온몸으로 확대된다. 다른 알레르기질환(기관지 천식이나 알레르기비염)을 합병하는 경우가 많다.

Ⅳ

1. 아토피피부염과 알레르기

아토피피부염에 알레르기가 관여하고 있다는 것은 일반적으로 널리 알려져 있는 사실이다. 그러나 그것이 어떤 유형의 알레르기인가에 대해서는 의견이 분분하다.

현재로서는 **제I형 알레르기와 제IV형 알레르기가 관여하고 있는 질환**이라고 생각된다.

병태의 형성에는 피부 방어기능의 저하로 인해 침입하기 쉬워진 항원에 대한 제I형 · 제IV형 알레르기 반응이 관여하는 것으로 보인다(건조한 피부 + 알레르기 기전).

Allergen으로는 집먼지진드기, 곰팡이 등의 환경인자가 중요하다.

또 카포시수두모양 발진증, 전염성 농가진의 합병에 주의한다.

2. 증상

유아기부터 사춘기에 걸쳐, 아토피성 질환의 기왕력 · 가족력을 지닌 사람에게 호발하며 겨울에서 봄에 걸쳐 악화된다. 소양증, 피부건조, 좁쌀 모양의 모공성 각화와 다리의 비늘증(어린선)모양의 변화(아토피 피부), 오금 · 팔오금의 습진이나 태선화, 백색 피부묘기증(white dermatographism)이 나타난다.

증상은 나이가 들면서 변화하지만, 병변부는 일관되게 좌우 대칭으로 소양증을 동반한다. 유아기(2개월~2세)의 초기에는 뺨이나 이마, 머리에 호발한다. 병변이 몸통이나 팔 · 다리에 동반되기도 하며 유아기 후반에는 귓불, 팔 · 다리의 접히는 부위를 특징적으로 침범한다. 유아기 때는 흔히 삼출(oozing)이나 딱지 형태의 급성 습진성 병변의 양상을 나타낸다. 소아기(2~10세) 때는 피부 병변이 아급성 또는 만성의 경과를 나타낸다. 얼굴보다는 접히는 부위의 침범이 더 뚜렷해지며, 건조증의 형태로 나타나는 경우가 많다. 사춘기 및 성인기에는 접히는 부위의 병변 외에 가려움 발진이나 태선화가 주된 증상으로 나타난다. 대부분은 유아기에 발병해, 반수는 자연치유되지만 나머지는 성인이 될 때까지 증상이 계속된다. 주의해야 할 눈의 증상으로는 백내장, 망막박리가 있다.

3. 진단기준(대한피부과학회)

〈주 진단기준〉

1) 소양증
2) 특징적인 피부염의 모양 및 부위
   ① 2세 미만의 환자 : 얼굴, 몸통, 사지 폄쪽 습진
   ② 2세 이상의 환자 : 얼굴, 목, 사지 굽힘쪽 습진
3) 아토피(천식, 알레르기비염, 아토피피부염)의 개인 및 가족력

상기 주 진단기준 중 적어도 2개 이상, 다음 보조 진단기준 중 4가지 이상에 속하면 아토피 피부염이다.

〈보조 진단기준〉

① 피부건조증
② 백색잔비늘증
③ 눈 주위의 습진병변 혹은 색소침착
④ 귀 주위의 습진병변
⑤ 입술염
⑥ 손, 발의 비특이적 습진
⑦ 두피비듬
⑧ 모공 주위 피부의 두드러짐
⑨ 유두습진
⑩ 땀 흘릴 경우 소양증/가려움증
⑪ 백색 피부묘기증/피부그림증(dermographism)
⑫ 피부단자시험 양성반응
⑬ 혈청 면역글로불린 E(IgE)의 증가
⑭ 피부감염의 증가

4. 치료 및 간호

Allergen의 회피, 피부관리, 약물요법이 치료의 3가지 핵심이 된다. 집먼지진드기가 원인이라고 생각될 때에는 청결을 유지하는 것이 중요하다.

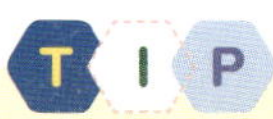

아토피피부염의 병인론

① 제Ⅰ형 알레르기가 의심되는 점

- 때때로 혈청 IgE가 높은 수치가 된다.
- RAST나 피부테스트에서 집먼지진드기나 음식물 allergen에 대한 특이적 IgE 항체가 검출된다.
- 동일한 제Ⅰ형 알레르기 질환인 알레르기비염, 기관지천식이 동반되기 쉽다.

이와 같은 점이 아토피피부염이 제Ⅰ형 알레르기라고 하는 설을 강하게 뒷받침하고 있다.

② 제Ⅳ형 알레르기가 의심되는 점

- 아토피피부염의 조직소견은 제Ⅳ형 알레르기인 알레르기 접촉피부염과 매우 비슷하다.
- 집먼지진드기에 의한 첩포시험이 종종 양성이 된다.
- 피부에 존재하는 대식세포인 Langerhans 세포에 IgE가 결합되어 있다. Langerhans 세포가 IgE 항체를 통해 항원을 포착해서 T세포에 항원을 제시하여 제Ⅳ형 알레르기를 성립시킬 가능성이 있다.

다음 2가지는 꼭 기억해 두자.

- 아토피피부염은 알레르기질환이다.
- 제Ⅰ형 알레르기와 제Ⅳ형 알레르기가 관여하고 있다는 것을 기억해 두자.

1) Allergen의 회피

생활 주변에 원인 allergen이 있으면(집먼지진드기 등) 피해야 한다. 피부염을 악화시키거나 가려움증을 유발한다고 생각되는 음식물이나 주위환경이 있으면 피해야 한다.

2) 피부관리

피부의 방어기능이 저하되어 외부 자극을 받기 쉽다. 피부가 건조하지 않도록 매일 1회 간단한 목욕 후 수분 내에 피부연화제를 충분히 바른다. 비누 사용이나 때를 미는 것은 금한다.

또한 피부자극이 없고 땀을 잘 흡수하는 면제품 의류를 느슨하게 입는 것이 좋다. 모직 의류는 가렴움증과 자극을 유발할 수 있으므로 주의해야 한다.

땀을 흘리면 가려움증이 심해지므로 실내 온도를 적절하게 유지하도록 한다.

3) 약물치료

부신피질스테로이드제, 보습제, 면역억제제 등의 외용약이 중심이 되며 보조적으로 항히스타민제, 항알레르기제를 복용한다.

5 알레르기 접촉피부염 Allergic contact dermatitis

1. 접촉피부염의 분류

접촉피부염에는,

- 자극성 접촉피부염(irritant contact dermatitis)
- 알레르기 접촉피부염(allergic contact dermatitis)

의 2가지가 있다. 자극성 접촉피부염은 피부에 접촉하는 것이 직접적인 자극이 되어 피부에 염증을 일으키는 것이다.

반면, 알레르기 접촉피부염은 세포면역을 매개로 하여 피부에 염증을 일으킨다. 좀 더 분명히 알기 위해서 첩포시험(patch test)으로 이 2가지를 비교해 보자. 지금, 접촉피부염의 원인물질을 판별했다고 가정하고, 그 물질로 첩포시험을 시행했다고 하자. 그 결과 2가지를 아래에 제시하겠으니 어느 쪽이 자극성이고 어느 쪽이 알레르기성인지 맞추어 보자.

[결과 1]

농도가 다른 것을 몇 개 준비하여 피부에 붙여 놓았다. 농도가 진한 것도, 묽은 것도 발적과 경화를 나타낸다. 농도의 차이는 발진(rash)의 정도와 관계가 없는 것 같다.

[결과 2]

농도가 다른 것을 몇 개 준비하여 피부에 붙여 놓았다. 농도가 진한 것은 발적을 보였지만, 농도가 묽어짐에 따라 발진이 감소하여 마침내 보이지 않게 되었다. 아무래도 농도와 발진 사이에는 상관관계가 있는 것 같다.

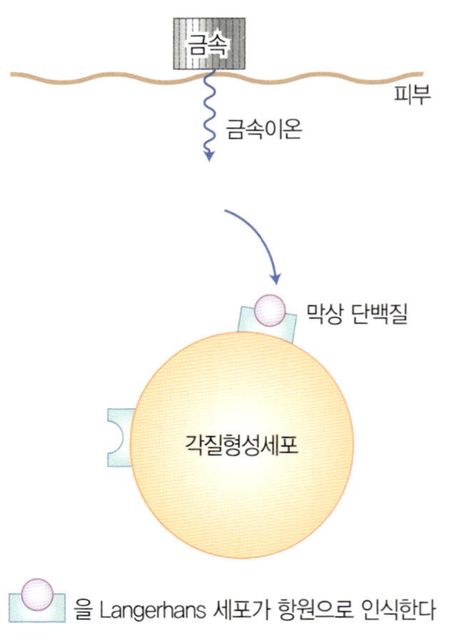

[그림 4-3] 금속이온의 항원제시

[정답]

결과 1은 알레르기성이고 결과 2는 자극성이다. 양자를 감별할 수 있었던 정보는, 농도에 따라 발진이 어떻게 변하느냐 하는 것이다. 자극성의 경우는 농도에 따라 발진이 나타난다. 농도를 묽게 하면, 첩포시험(patch test)에서 음성이 되는 것은 자극성 접촉피부염의 특징이다. 알로에즙이나 키위주스에 의한 알레르기가 그 예인데, 이것을 현미경으로 관찰했을 때 보이는 "가시"가 자극이 된다.

반면, 알레르기성 접촉피부염의 경우는 allergen만 있으면 세포면역이 작용하여 발진을 일으킨다.

2. 병태생리

투베르쿨린 반응에서 설명한 것과 같은 기전이다. 그러나 투베르쿨린 반응과 다른 점은, 투베르쿨린 반응에서는 피내에 항원을 주사한 것에 비해 알레르기 접촉피부염에서는 피부 위에 항원을 올려놓는 것이다. 그러면 여기서, 어떻게 피부 위에 있는 것이 피부 속의 Langerhans 세포에 잡히는 것일까 하는 의문이 생긴다.

항원이 피부 속으로 스며들어서 Langerhans 세포에 잡히게 되는 것이다. 그럼, 또 하나의 질문이 생긴다. 금속 알레르기는 알레르기 접촉피부염의 하나인데, 금속이 피부 속에 스며들 수 있는 것일까?

답은 yes이다. 금속은 금속이온으로서 피부 속에 스며들어 갈 수가 있다. 금속 접촉피부염이 특히 여름에 많은 것은 땀으로 인해 금속 이온이 생기기 쉬워지기 때문이다. 습진이 생기면 작은 수포가 생겨 땀을 흘리는 동안에 스며 나온 삼출물에 금속이 접촉해서 다시 이온이 되어 녹는 것이다. 값이 싼 액세서리(크롬, 니켈)는 이온으로 되기 쉬워 염증을 일으키는 빈도도 높다. 그렇다면, Langerhans 세포는 금속이온 그 자체를 인식하여 항원제시를 하는 것일까?

아니다. 피부 속에 스며들어간 금속이온은 세포를 구성하는 세포인 각질형성세포(keratinocyte)의 막상 단백질과 결합한다. Langerhans 세포는 각질형성세포의 막상 단백질과 금속이온이 결합한 복합체를 항원으로 인식해서 면역반응을 일으키는 것이다**(그림 4-3)**. 그러므로 「금속 덩어리를 Langerhans 세포가 탐식하고 분해하여 MHC분자에 끼워 항원을 제시한다」와 같은 문장은 거짓이 된다.

금속 알레르기에서 금속의 정체는 금속 덩어리가 아닌 금속이온이다. 소위 합금에는 크롬이나 니켈 등의 여러 가지 금속이 섞여 있다. 더욱이 합금은 이온화되기 쉬운 성질을 가지고 있다. 그러므로 금속 알레르기가 있는 사람은 이온화되기 어려운, 순도가 높은 금밖에 사용할 수 없는 것이다.

6 약물알레르기/약물과민증 Drug allergy

1. 정의

약물 투여에 의한 부작용 중에서 알레르기 기전에 의해 발생한 약물과민증(본래의 약리작용이나 투여량에서는 예측할 수 없는 반응)을 약물알레르기라고 한다. 전신이나 피부 · 점막, 호흡기계, 혈액계 등에 다양하게 증상이 나타난다. 가장 빈도가 높은 것은 피부증상이며, (알레르기성) 약진이라고 불린다. I~IV형의 몇 가지 기전이 관여하지만 불분명한 부분도 많다.

2. 증상 (표 4-2)

약제 투여 후 수일~10일 정도에서 발진이 나타나는데 항균제나 NSAIDs에 의해 많이 일어난다. 약물투여에 의한 알레르기는 온몸의 장기에서 일어날 수 있고, 그 증상도 다양하다. 그중에서도 가장 빈도가 높은 것은 피부증상(약진)으로 전체의 약 80%를 차지한다.

약물 알레르기는 실제로는 몇 가지 알레르기형이 관여된 것이 많아, I~IV형으로 분류하는 것은 어렵다. 또 알레르기의 관여가 적은 것, 기전이 불분명한 것 등도 포함되어 있다. 종종 발열이나 호산구 증가가 보이면 알레르기성 약진을 생각한다.

3. 치료

치료에서 가장 중요한 것은 원인 약제의 중지이다. 가벼운 피부증상만 나타나는 경우에는 항히스타민제의 내복 · 도포 등으로 치료하고, 전신증상(중증 약진)이나 광범위하게 증상이 나타나는 경우에는 전신 스테로이드를 투여한다. 과민성쇼크(anaphylaxis)의 경우는 그 치료에 준한다. 중증 약진에서는 스테로이드 대량 투여 외에 혈장교환이나 γ-글로불린 대량요법도 실시할 수 있다.

전신증상	피부증상(약진)	기타 장기 증상
· **과민성쇼크** 중독성 표피괴사증(TEN) Stevens-Johnson 증후군 약물과민증후군 } 중증 약진	· 중증 약진(중독성 표피괴사증, Stevens-Johnson 증후군, 약물과민증후군) · 파종상 홍반구진형 약진 · 고정약진 · 두드러기	· 간장애 · 용혈빈혈, 혈구감소 · 신장장애 · 약인성 폐렴·혈관염 · 천식

[표 4-2] 약물 알레르기의 증상

7 음식물알레르기

음식물알레르기는 특정 음식의 섭취로부터 15~30분이 지난 후에, 두드러기, 혈관부종, 기관지천식, 심각한 경우 과민성쇼크 등을 나타내는 질환이다. 발생기전에는 제I형 알레르기가 관여하는 경우가 많다. 장관에는 흡수한 음식물에 대한 면역반응을 억제하는 기전(경구 면역관용)이 있는데, 이 기전의 이상이나 미발달이 음식물알레르기의 원인이 되고 있다. 음식물알레르기는 소아에게 많으며, 경구 면역관용에 따라 나이와 함께 발병률이 내려간다. 원인이 되는 음식물알레르기 유발물질은 소아의 경우에는 계란 · 유제품 · 밀이 많고, 성인에서는 갑각류 · 어패류 · 메밀이 많다.

또한 특수한 병형으로서, 특정 음식물의 섭취 후에 운동을 하면 증상이 발생하는 음식물 의존성 운동유발 알레르기가 있다.

IV

플 러 스 코너

1. 유발 테스트

약물은 섭취 후, 체내에서 대사된 다음 알레르기를 야기하는 것도 많기 때문에, 가장 신뢰성이 높은 원인 약제의 특정 검사법은 내복을 통한 유발 테스트이다.

위험이 동반되기 때문에, 문진이나 in vitro 테스트, 피부 테스트로 결과를 얻을 수 없는 경우에만 실시된다. 또 중증 약진, 과민성 쇼크형에는 금기이다.

테스트는 설하 투여나 상용량의 1/100을 내복 하는 등, 소량부터 시작해 서서히 증가시켜 나가는 방법으로 실시한다.

음식물알레르기 핵심정리

병태생리로 보는 음식물알레르기

장관에는 흡수한 음식물에 대한 면역반응을 억제하는 기전(경구 면역관용)이 있는데, 이 기전의 이상이나 미발달이 음식물알레르기의 원인이 된다. 음식물알레르기는 특정 음식의 섭취로부터 15~30분이 지난 후에, 두드러기, 혈관부종, 기관지 천식, 심각한 경우 과민성 쇼크 등을 나타내는 질환이다.

병 인	• 계란, 유제품, 밀(소아의 경우) • 갑각류, 어패류, 메밀(성인의 경우)
병 태	• 소아에게 많음 • 특정 음식의 섭취로부터 15~30분이 지난 후, 두드러기, 혈관부종, 기관지 천식, 심각한 경우 과민성 쇼크 등을 나타낸다.
증 상	• 두드러기 • 혈관성 부종 • 기관지 천식 • 과민성 쇼크
진 단 및 검 사	• 피부반응 검사 – 의심되는 음식으로 외피를 통해 검사 • 음식 일기 기록 – 음식 섭취와 이에 따른 반응에 대한 사건 기록 • 경구적 검사 – 의심되는 음식 섭취하여 반응 관찰 • 중복 맹검 위약조절 – 의심 음식을 다른 형태로 변형시켜 관찰자와 환자가 모두 모르게 하여 편견이 배제되도록 하는 방법 • 식이 제거법 – 의심되는 음식 중 어떤 것을 섭취하지 않을 때 증상이 없어지는지를 관찰하는 방법
치 료	• 증상이 심할 경우에는 항히스타민제나 스테로이드를 처방한다. • 균형 잡힌 영양을 섭취하도록 한다. • 유아기에 우유나 달걀·닭고기·쇠고기 등 알레르기를 잘 일으키는 음식을 금한다.

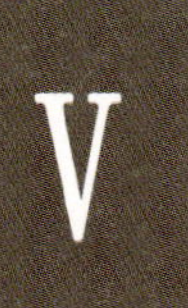

자가면역 질환
Autoimmune disease

V

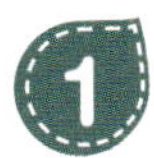

개념

면역체계는 자신의 세포에 대해서는 반응하지 않게 되어 있다. 그러나 자가면역 질환의 병태에서는 자신의 세포, 조직에 대해서 항체 또는 T세포가 반응해 버린다. 정상적인 세포, 장기에 대해서 마치 이물질을 취급하듯이 면역체계가 반응하는 것이다(**그림 5-1**).

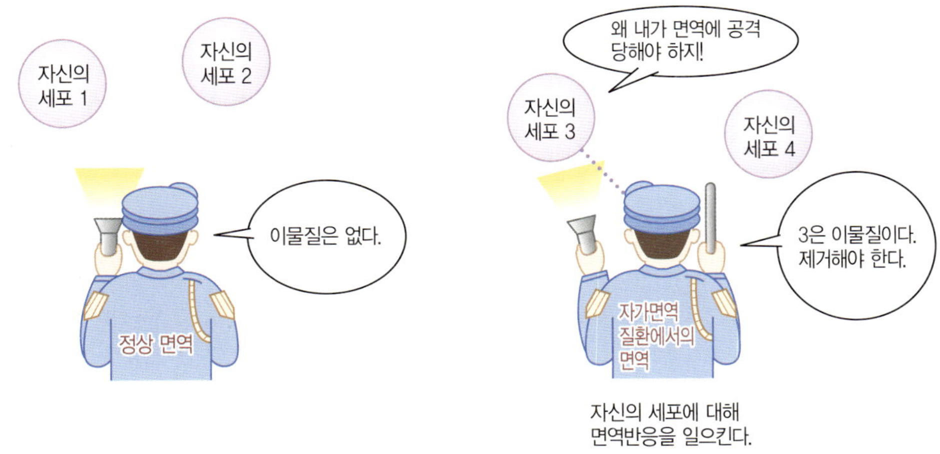

[그림 5-1] 자가면역 질환에서의 면역

분류

자가면역 질환에는 장기 특이적인 것과 장기 비특이적(전신적)인 것이 있다(**표 5-1**).

장기 특이적인 자가면역 질환은 갑상선호르몬 수용체나 피부의 기저막(basement membrane)과 같이 특정한 장기에 있는 것에만 면역반응을 일으킨다.

이에 비해, 전신적인 자가면역 질환은 세포핵과 같이 체내의 세포가 갖고 있는 것에 대해 면역반응을 일으킨다. 결합조직 질환이라고 불리는 것의 대부분은 이 범주에 포함된다.

표 5-1을 살펴보자.

자가항체	질환
항혈구 항체	
항적혈구 항체*	자가면역용혈빈혈
항혈소판 항체*	특발성 혈소판감소성 자색반병
항과립구 항체*	특발성 과립구감소증
항수용체 항체	
항TSH 수용체 항체*	Graves병
항아세틸콜린 수용체 항체*	중증 근무력증
항인슐린 수용체 항체*	1형 당뇨병
항갑상선 항체	
항갑상선 글로불린 항체	만성 갑상선염
항갑상선 과산화효소 항체	만성 갑상선염
항위 항체	
항위벽세포 항체	악성 빈혈, 만성 위축성 위염
항내인성인자 항체*	악성 빈혈
항랑게르한스섬 항체	
항랑게르한스섬 세포 항체*	1형 당뇨병
항랑게르한스섬 세포막 항체*	1형 당뇨병
항인슐린 항체*	1형 당뇨병, 인슐린자가면역 증후군
항desmosome 항체	
항desmoglein-1항체*	낙엽천포창(pemphigus foliaceus)
항desmoglein-3항체*	보통천포창(pemphigus vulgaris)
항바닥막 항체*	Goodpasture 증후군
항심근 항체*	류마티스열, 감염성 심내막염, 심근경색
항부신피질 항체	Addison병
항LKM 항체	자가면역성 간염

* 병원성 자가항체

[표 5-1] 장기 특이적 자가항체와 관련된 질환

3 자가항원 Self antigen

자가항원에 대해서 유명한 질환을 몇 가지 들어 보자. 여기에서 예로 든 질환은 자가항원에 대응하는 항체를 가지고 있다(표 5-2).

질환	자가항체
SLE (전신홍반루푸스)	LE 인자 **항dsDNA 항체**, **항Sm 항체** } **항핵 항체** 항리보솜 항체 항PCNA 항체
SSc (경피증, 전신경화증)	**항Scl-70 항체**, **항centromere 항체** } **항핵 항체** **항핵소 항체** 항U3-RNP 항체 항7-2RNP 항체 항RNA중합효소 항체 항NOR90 항체
PM/DM (다발근육염·피부근육염)	항아미노아실tRNA합성효소 항체 **항Jo-1 항체** 항PL-7 항체 항PL-12 항체 항OJ 항체 항EJ 항체 항KS 항체 항SRP 항체 항Mi-2 항체
MCTD (혼합 결합조직병)	**항U1-RNP 항체**
Sjögren 증후군	**항SS-B/La 항체** **항SS-A/Ro 항체**
혈관염 증후군	**항호중구세포질 항체** **C-ANCA** **P-ANCA**
항인지질항체 증후군	**항인지질 항체** 항핵 항체 항카디오리핀(cardiolipin) 항체

[표 5-2] 결합조직 질환에서 발견되는 질환특이적 자가항체(질환표시 항체)

찾아보기